中华老字号 China Time-honored Brand | 中国非物质文化遗产 China Intangible Cultural Heritage

国家级非物质文化遗产“昆中药传统中药制剂”丛书

昆中药传统中药制剂

治瘟运用

昆明中药厂有限公司　编

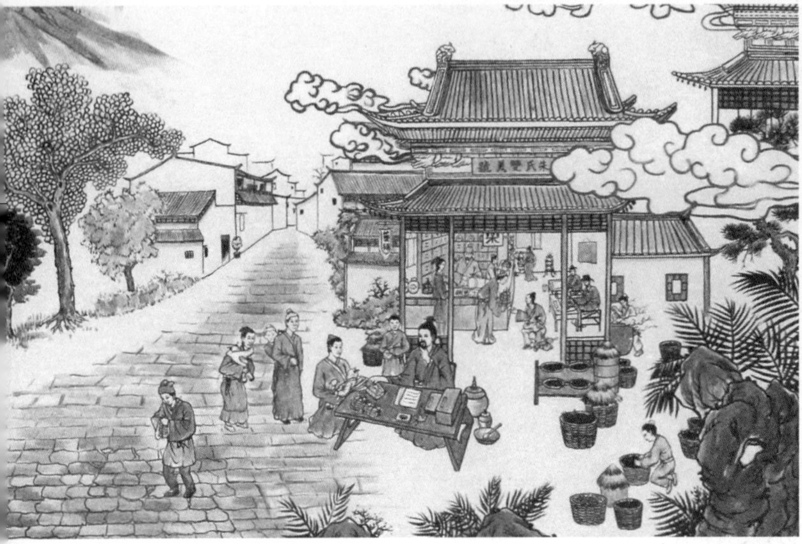

云南出版集团

云南科技出版社

·昆明·

图书在版编目（CIP）数据

昆中药传统中药制剂治瘟运用 / 昆明中药厂有限公司编 . -- 昆明 : 云南科技出版社 , 2022
ISBN 978-7-5587-4725-0

Ⅰ . ①昆… Ⅱ . ①昆… Ⅲ . ①传染病防治—中医治疗法—研究—昆明 Ⅳ . ① R259.1

中国版本图书馆 CIP 数据核字 (2022) 第 212803 号

昆中药传统中药制剂治瘟运用

KUN-ZHONGYAO CHUANTONG ZHONGYAO ZHIJI ZHIWEN YUNYONG

昆明中药厂有限公司　编

出 版 人：温　翔
责任编辑：王永洁　张彦艳　张　磊　罗　璇
封面设计：刘光火
责任校对：秦永红
责任印制：蒋丽芬

书　　号：ISBN 978-7-5587-4725-0
印　　刷：昆明美林彩印包装有限公司
开　　本：787mm × 1092mm　1/16
印　　张：12
字　　数：190 千字
版　　次：2022 年 11 月第 1 版
印　　次：2022 年 11 月第 1 次印刷
定　　价：68.00 元

出版发行：云南出版集团　云南科技出版社
地　　址：昆明市环城西路 609 号
电　　话：0871-64170939

国家级非物质文化遗产“中医传统制剂方法（昆中药传统中药制剂）”保护资金补助项目

保护单位：昆明中药厂有限公司

国家级非物质文化遗产“中医传统制剂方法（昆中药传统中药制剂）”保护领导小组及编委会

组　长： 杨承权

副组长： 孙　成

成　员： 金　凌　汪绍全　李　苑　杨美燕　刘　艳　刘　键
周凤龙　任　涛　闫立荣　杨映菊　张　倩　赵祖东

实施小组主编： 杨祝庆

技艺代表性传承人： 张元昆　赵桂英　刘　珍　李　恒
春永仙　姜秀英　阮　云　钱　进

产品整理： 金　凌　谢民秀　刘　艳　孙　蓉　李淑红　张兴元
白丽红　吴冬衡　吴　叶　陈宗凤　王云鹏　杨祝庆
钱　进

档案征集： 陈宗凤　王云鹏　陈晓英　赵小康

协助出版： 银　杰

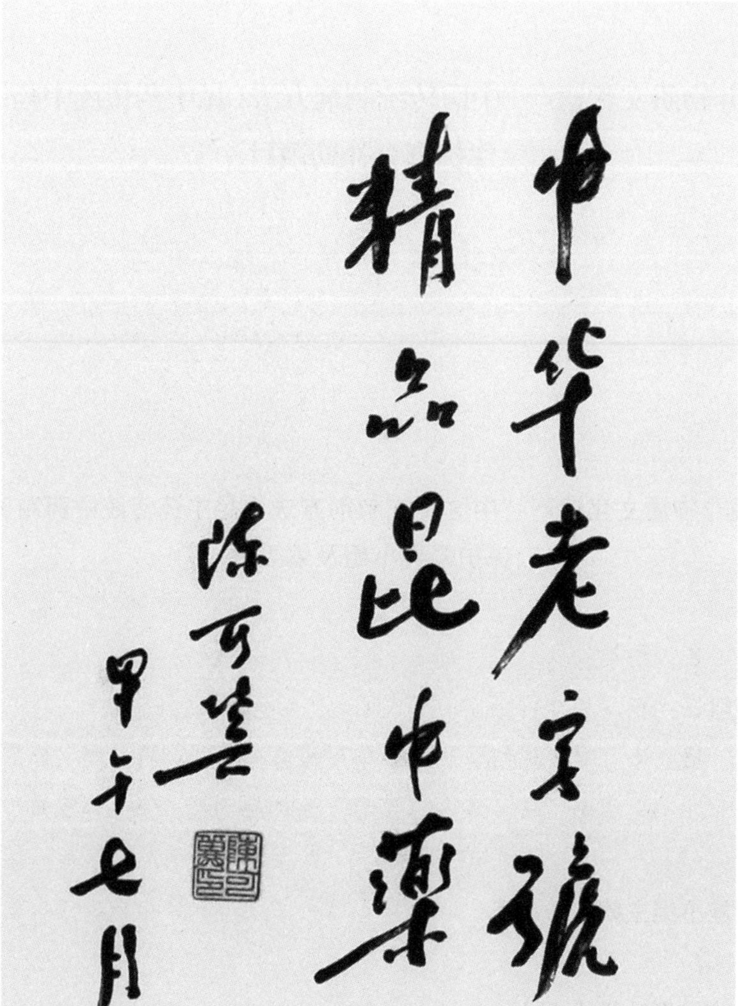

中国科学院院士、医学家、中医及中西医结合临床学家陈可冀题词

序　一

中医药文化是中华优秀传统文化宝库中一颗璀璨夺目的明珠。传统中医药是我国丰富多彩的非物质文化遗产的重要组成部分。

“中医传统制剂方法（昆中药传统中药制剂）”（简称“昆中药传统中药制剂”）于2014年入选国家级非物质文化遗产代表性项目名录，这是云南省第一个国家级中医药非物质文化遗产项目。昆明中药厂有限公司（简称昆中药公司）是该项目的申报单位和保护单位。

为了做好“昆中药传统中药制剂”的保护工作，昆中药公司认真履行保护单位的职责，严格实施《昆中药非物质文化遗产十年（2012—2022）保护规划》。经过多年努力工作，取得了显著成效，在2019年文化和旅游部组织的国家级非物质文化遗产保护执行情况验收中，“昆中药传统中药制剂”保护被评定为合格，并再次明确昆中药公司继续作为“昆中药传统中药制剂”的保护单位。

昆中药公司在保护工作得到肯定后不满足、不停步。为使“昆中药传统中药制剂”得到更好、更有效的保护、传承和发展，在文化和旅游部的帮助和支持下，于2020年又制订出新的保护计划，组织专业团队再深入挖掘、收集有关昆中药在各个历史时期的文献资料，进行整理与研究，编辑成书出版。经过一年多艰苦卓绝的工作和云南科技出版社的精心策划，现已编辑成《昆中药传统中药制剂治瘟运用》、《昆中药传统中药制剂使用手册》、《昆中药传统中药制剂档案图册》、《昆明81种成药配方目录》（校注本）和《昆明方目》（校注本）等书。这是昆中药公司履行其保护职责取得的又一项可喜可贺的丰硕成果。

这套国家级非物质文化遗产“昆中药传统中药制剂”丛书，翔实记录了“昆中药传统中药制剂”在昆明乃至云南的来源、创新及发展的640多年的历程，生动地记载了昆明乃至云南历代中医药人传承、研发疗效卓著中药制剂的智慧和医者仁心、仁术及高尚医德药德，记录了昆明传统中医药在历史上重大疫情中救治染疫病人、挽救和保障民众生命的动人事迹。

这套丛书的出版发行必将向广大读者传播许多宝贵的中医药知识，使大家有机会增加对“昆中药传统中药制剂”这项国家级非物质文化遗产的认识，提高大众对传统中医药文化自信，提升人民群众的中医药科技素养，为进一步保护和传承这项国家级非物质文化遗产奠定坚实的基础，为人民健康事业的发展发挥一定的积极作用。

昆中药公司众多非物质文化遗产保护工作人员和这套丛书主编杨祝庆等同志，为丛书编辑出版付出了无数艰辛的努力，作出了不小的贡献。他们对非物质文化遗产的敬畏心和为保护、传承、传播“昆中药传统中药制剂”这项国家级非物质文化遗产不计付出的奉献精神，值得我们每一位非物质文化遗产保护工作者学习和尊敬。

刘世荣

云南省非物质文化遗产保护专家委员会委员

2022年6月17日

序 二

2014年12月3日，中国政府网发布《国务院关于公布第四批国家级非物质文化遗产代表性项目名录的通知》，“中医传统制剂方法（昆中药传统中药制剂）”载入其中，标志着“中医传统制剂方法（昆中药传统中药制剂）”跻身国家名片。

昆中药是中国中医药五大老字号之一，是中国“南药”的杰出代表。在昆中药公司的学习调研中，我看到了“国家级非物质文化遗产代表性项目‘中医传统制剂方法（昆中药传统中药制剂）’”“中华老字号”“国家知识产权优势企业”“全国中成药工业国有重点企业五十强”等牌匾，获得这些“国字号”荣誉实属不易，弥足珍贵。这些开拓创新获得的硕果，许多人为之付出了艰辛的奋斗。这不仅是昆中药公司的荣誉，而且是高新区全区、昆明全市乃至云南全省令人振奋的好事，可喜可贺。

2020年1月3日，昆中药公司新厂在昆明国家高新区国家生物产业基地建成投产，由1959年起的“南坝时代”进入智能制造的“马金铺时代”，产能比原南坝厂区提高60%，生产效率提高40%，颗粒剂年产量超4亿袋。昆中药公司显示出强劲的增长力和辐射力，树起了现代高新技术企业的新形象。

我非常高兴成为国家级非物质文化遗产“昆中药传统中药制剂”保护丛书最早的读者之一，迫不及待地把这套丛书推荐给大家。我于1992年起在高新区工作至今，长期研究致力推进生物医药产业发展，曾撰写《建设“昆明药谷”打造“云药航母”》，以创新的理论指导、创新的实践参与和见证了云药的成长。2002年，云南省政府为加快云药发展，决定在全省制药企业中选择10户作为重点扶持对象，其中有8户入驻昆明国家高新区（还有1户虽未入驻，但被高新区企业控股），昆明国家高新区成了云南最大的生物医药产业集聚区。这不仅标志着高新区生物医药特色产业已经形成，而且为2007年国家认定昆明国家生物产业基地奠定了坚实的基础，生物医药产业集聚区现已成为全国前50强生物医药产业园区。国家科技部生物技术发展中心公布2021年国家生物医药产业园区综合竞争力排行榜，在全国211个生物医药产业园区中昆明高新区排第38名，为云南唯一上榜园区。实践证明，云南发展生物医药产业的战略是正确的。未来，云药产业仍然是朝阳产业。我们要抢抓战略发展机遇，打造云南现代中药科技产业城，乘“国字号”推进中医药产业化、现代化，使之成为全国有重要影响力的生物医药产业集聚区，辐射南亚东南亚的区域性生物医药创新基地和制造基地，把云药产业真正发展成为云南的支柱产业。

这套国家级非物质文化遗产“昆中药传统中药制剂”保护丛书的编者是下了真功夫的，真实记录了历代昆明医药工作者的技术技艺和文化知识，留存了宝贵的文明实践，为云南中医药产业的现代化为健康中国建设创造了条件。这套丛书功在当代，利在千秋。联合国保护非物质文化遗产的初心中国保护非物质文化遗产的使命，都必须落在相应的项目、单位和具体的人身上。昆中药公司的员工不忘初心、牢记使命，开创了一片新天地。再次为昆中药公司的业绩点赞！为昆中药公司为我们创造了这么多好经验点赞！衷心祝愿昆中药公司高质量跨越式发展，继续抢占中医药产业化、现代化的前沿阵地，支撑云南打造“健康生活目的地”，走向世界，造福人类。

姚德宙
昆明国家高新区原党工委委员、机关党委书记、经济发展局局长
2022年11月16日

前 言

昆中药公司是“中华老字号”企业，中国非物质文化遗产保护单位。“中医传统制剂方法（昆中药传统中药制剂）”于2014年11月入选国家级非物质文化遗产代表性项目名录，是云南省第一个入选国家级非物质文化遗产名录的中药文化项目。

一、项目概况

“昆中药传统中药制剂”源于1381年，传承640多年，由昆中药公司传承发展的流传于云南省昆明地区的传统中药文化。它包括“厚德”“精工”“毋减”的药德药道、独树一帜的产品体系、口口相传的造药技艺、“舒清养”治未病的中药养生理念、严谨苛刻的“师带徒”制度、82家老字号药铺和艰苦奋斗的发展历程等7项文化内涵，是云南中医药、民族医药的典型代表，是我国传统医药的重要组成部分。

“昆中药传统中药制剂”植根于兰茂《滇南本草》等传统医药典籍和云南丰富的中药材土壤，在继承传统的基础上，博采彝族、苗族、壮族等民族医药众家之长，坚守“大药厚德”“选材精当”“精工修合丸散膏丹，遵法炮制生熟饮片”的制药信念，传承弘扬“毋减毋糙修精品，勤心勤力志康宁”的厂训和企业精神，创造了“舒肝散”“舒肝颗粒”“参苓健脾胃颗粒”“小儿救急丹”“阮氏上清丸”“翟玉六止咳丸”“郑氏女金丹”“桑菊银翘散”“清肺化痰丸”等一大批昆中药传统中药，其配方独特、疗效显著，深受广大用户喜爱。许多中成药已载入国家药品标准，在促进人类身体健康等方面发挥着积极作用。

“昆中药传统中药制剂”的影响遍及缅甸、越南、泰国等东南亚国家。中医药文化底蕴深厚，用传统工艺及技能生产的中成药具有云南地方特色和疗效优势。

自入选国家级非物质文化遗产代表性项目名录以来，“昆中药传统中药制剂”的保护单位昆中药严格履行承诺，实施《昆中药非物质文化遗产十年（2012—2022）保护规划》，取得了显著的成效：健全了“师带徒”制度，生产传承能力得到加强，非遗代表性传承人的引领作用凸显；抢救性记录了老药工技艺，搜集整理了一批珍贵的非遗档案文献，“中华老字号”文化和品牌得到整理和利用，提高了药品的文化内涵和美誉度；锻炼和培养了一批非遗保护队伍，开发了一批非遗作品，积极传播非遗技艺，扩大了非遗产品的受众人群。2018年1月30—31日，非遗电视纪录片《如意花开云之南》（15分钟）在中央电视台老故事频道《匠心》栏目播出，传播了药工精益求精的工匠精神。非遗传承人纪录片《丸心：一脉相传六百年》（10分钟），讲述了国家级非遗传承人张元昆对药艺的坚守与创新，弘扬了“大药厚德，恫瘝在抱”的企业使命。

2019年11月，位于马金铺新厂区的昆中药博物馆（含非遗体验馆）试开馆，开始接待参观者。全馆由展馆（240平方米）和非遗体验区（280平方米）两区组成。昆中药博物馆成为展示“中华老字号”和中国非物质文化遗产的重要场所。

2019年12月，全面介绍“昆中药传统中药制剂”的图书《老号话非遗：国家非遗昆中药传统中药制剂的传承》由云南人民出版社出版发行，非遗品牌为更多人所熟知。

经过数年的实施，原规划的任务已经基本完成，有的甚至超出预期。在2019年国家级非遗保护执行情况检查验收中，“昆中药传统中药制剂”保护被评定为合格，昆中药公司继续作为该项目的保护单位。

昆中药2016年被云南省文化厅公布为云南省非遗传承保护基地，2017年获云南省中医药学会“大众传播团体杰出贡献奖”，2018年入选云南省中医药文化宣传教育基地。昆中药公司“挖掘非遗档案，传播中药文化”

案例，被国家档案局评为2019年全国企业档案信息资源开发利用一等奖，受到表彰；2020年公布为云南省社会科学普及示范基地。

非遗保护是一项新的事业。长期以来，中医药非遗保护尊崇技术、工艺和做工匠人的社会氛围还有待提高；缺乏适合中医药自身传承与发展规律和特点的体制机制；经典名方和习用技艺的保障措施单一；适合机械化生产的制药工艺更新滞后；传统中医药文化式微，挖掘、整理、研究、展示和传播中医药文化的制度保障有待健全；中医药非遗保护基础薄弱。因此，非遗保护工作面临极大困难。

与单一制剂的项目相比，“昆中药传统中药制剂”是一个综合性项目，涉及非遗产品99个。其中，云南省防疫专家组推荐的新冠肺炎防控用药19个、国家基本药物13个。因此，涵盖的学科多，调查与研究的周期长，整理与创作科学、易懂的中医药非遗读物不易，且“昆中药传统中药制剂”产品绝大部分为非处方药，普及其科学知识的任务重。历史上的制剂标准文献、档案照片等史料未能有效整理利用，有待发挥应有的文化价值。2013—2015年，昆中药组织专业人员搜集、整理过“昆中药传统中药制剂”止咳丸等83个产品资料，开展合理用药研究，为产品推广发挥了一定的作用，但还应加以深入整理和研究。广大患者和人民群众的中医药需求不断增长，亟待加大中医药非遗自我药疗知识等公共文化产品的创作和传播力度。

二、非遗技艺整理

为认真落实习近平总书记关于中医药及非物质文化遗产工作的重要论述，加大传统医药保护传承发展力度，云南省文化和旅游厅于2020年8月26日印发《关于组织开展2021年度国家非物质文化遗产保护资金申报工作的预通知》，把传统医药类非遗项目列为年度重点项目，给予保护补助经费的支持。其重点支持传统医药类非遗项目的保护传承发展；支持范围包括开展传承活动、理论及技艺研究、人才培养、展示推广等；补助经费由项目保护单位直接登录平台申报。

昆中药公司以国家非遗重点项目“中医传统制剂方法（昆中药传统中药制剂）”理论与技艺抢救性记录史料的整理、研究和出版为目标，提交了《重点项目保护补助经费申报书》，按时申报。经过云南省文化和旅游厅审批，于2021年1月获得文化和旅游部核准，国务院批准，提前下达补助资金给予资助。省市财政、文化和旅游主管部门及时下达了专项资金。

接到补助资金通知后，为落实《重点项目保护补助经费申报书》计划，昆中药公司成立了非遗保护领导小组，负责协调实施中的有关事宜。保护领导小组设由中药学等专业技术人员组成的产品专家团，分工承担品种的资料挖掘、整理与研究，撰写初稿。

经过两年紧张的整理，如期完成计划，本项目形成了《昆中药传统中药制剂治瘟运用》等5本图书。

《昆中药传统中药制剂治瘟运用》：记述“昆中药传统中药制剂”防疫史、防疫药品、防疫贡献等内容。防疫史，以昆明为主扩大到云南中医药防疫史，分别记述明清时期、近代和中华人民共和国成立以来共3个时期的疫情防控措施和经验。防疫药品，分细菌性传染病和病毒性传染病药品，共有26个品种。用现代临床研究文献资料，记述其临床应用和药理毒理的作用。古今结合，为当前的新冠肺炎防治或未来的传染病防治提供借鉴。

《昆中药传统中药制剂使用手册》：在前期合理用药研究的基础上，整理出以99个传统中成药为重点，包括参苓健脾胃颗粒等现代剂型在内的140个产品（含不同规格）的基础数据。根据《方剂学》，分为内科类、妇科类、儿科类、鼻科类、咽喉口腔科类、骨伤科类和皮肤科类共7科。其中，根据功能的不同，内科类又分为解表剂、和解剂、清热剂、表里双解剂、祛风剂、祛湿剂、蠲痹通络剂、祛痰剂、止咳平喘剂、消导剂、温里剂、理气剂、理血剂、补益剂、开窍剂、安神剂和驱虫剂共17类。每个制剂除转录药品说明书的内容外，考证、整理了处方的来源与出处，简述了药品质量标准与生产的沿革，以及品种保护和品牌事迹，以便于读者了解中医药在产业化、现代化中日新月异的进步。

《昆中药传统中药制剂档案图册》：从企业档案中，精选反映“昆中药传统中药制剂”的历史图片200多幅，以图为主、文字为辅，通俗易懂地介绍历史悠久、底蕴深厚的“昆中药传统中药制剂”。该书分制剂文化、精品文化、师徒文化、精神文化、老字号文化、勤勉文化和养生文化共7章。档案是历史的记录，是文化的见证物，透过这些档案，记录“昆中药传统中药制剂”7种文化样式，呈现其从家庭手工作坊到半机械化、机械化，再到现代智能制造所取得的跨越式变化和丰硕成果，展现昆中药传统中药制剂在创造性转化、创新性发展中丰富多彩的文化样式和文化特色。

《昆明81种成药配方目录》校注本：原本是1954年3月经昆明市人民政府卫生局审查合格，昆明市工商业联合会药商业同业公会印行的《国药八十一种成药配方目录》，“作为配合成药之标准”。1956年，昆明中药材全行业公私合营后，公私合营昆明市中药材加工厂（昆中药公司的前身）以此为生产依据，曾发挥了地方技术标准的重要作用。该目录因保留了宝贵的制药技艺，在昆明现代中药史上有着独特的文化价值。现存稀少。本次整理校注，注重保留原貌，沿袭地方文脉。

《昆明方目》：原名《各种成药配合方目录》，是1939年1月经云南全省卫生实验处化验合格，昆明市药材业同业公会选定的制药标准；又名《昆明市药材业膏丹丸散目录》，收录86方，分补益门、脾胃门、妇科门等14门。《昆明方目》是“昆中药传统中药制剂”绝大部分药品的早期制药标准。现存稀少。原文仅有药名、药方，本次整理根据档案考证，新增处方来源、流传和存续状况3项。《昆明方目》的施行是近代昆明制药标准化的开端，开启了近代昆明中药生产标准化的先河，具有重要的医药、文化价值。

三、非遗技艺整理的意义

本次非遗技艺的整理，深入挖掘了国家级非遗“昆中药传统中药制剂”信息资源，系统厘清了该项非遗产品的来源、流传和存续状况；整理了近代和现代两次标准化的技术法规，勾勒出中医药产业化、现代化的演变轨迹；记录了非遗产品生产传承的沿革以及在重大疫情和疾病防治中的作用；展现了中医药丰富多彩的文化样式，加深了对这项宝贵的文化遗产的认识；增强了文化自信和文化自觉，为进一步传承和保护中医药奠定了坚实的基础。

640多年来，昆明历代中医药工作者聚沙成塔，汇集成迄今的“昆中药传统中药制剂”和现代中药制剂。这些中药制剂包含了中医药各方面的理论和经验，凝结着宝贵的医药科学技术信息。这次整理，把这些信息保存下来，传播出去，必将增强人民群众的中医药科技文化素养，促进人民健康事业的发展。

在出版中，云南科技出版社精心策划，将本次整理成果汇集成一套丛书：国家级非物质文化遗产“昆中药传统中药制剂”丛书。各册图书可分可合，阅读十分方便。

本丛书的整理与出版，得到国家非物质文化遗产保护资金的资助，列入2021—2022年度中央对地方补助资金重点项目，并给予了大力支持。在此，对各级财政、文化和旅游主管部门及其工作人员和社会各界表示衷心的感谢！

本丛书的缺点和不足之处，希望读者批评指正。

国家级非物质文化遗产“昆中药传统中药制剂”保护领导小组

2022年6月4日

目 录

第一章　防疫概述

中医药防治传染病已有数千年的历史。在防治传染病中，中医药创造了一座又一座高峰，取得了一次又一次辉煌的成就，让中华民族闯过了一关又一关难关，一直走到现在。其中，《伤寒论》《温病条辩》在防治传染病中成效卓著而彪炳史册，成为中医药学里的重要理论与技术。以伤寒学说和温病学说为代表的防疫理论，建立了“未病先防”“正气内存，邪不可干”“扶正祛邪”“异病同治”等防治法则，由此创制的经典名方，如麻杏石甘汤、银翘散等传承至今，被广泛应用，为维护人民健康作出了重大贡献。

进入21世纪以来，上述理论和方法在登革热、禽流感、甲型流感、SARS（“非典”）、埃博拉病毒和新冠肺炎等多次新发突发传染病防治中，均发挥了重要作用。总结中医药防控经验，具有重要的现实意义。

第一节　瘟　疫

瘟　疫

病原体侵入机体，使机体产生病理反应，叫作传染。传染病，是由病原体侵入机体所引起的带有传染性的疾病。病原体，是能引起疾病的微生物和寄生虫的统称，如细菌、真菌、病毒、支原体、衣原体、立克次体、螺旋体、螨类等。这些都是对现代卫生防疫学的认识。

在这些名词出现之前，中医药是用另一套话语体系来认识传染病的。传染病，在中医学里常称“疫病”“疠气”“瘟疫”“温病”“伤寒”等范畴。

疫，是流行性急性传染病的统称。《说文解字》中说：“疫，民皆疾也。从疒，役省声。”与普通的疾病相比，疫病的特点是发作急剧、病情变化快、症状较严重，因而常常造成人或动物死亡，俗称“瘟疫”。古籍里常称为“天行时疫”“疫疠”“大疫”“疫”“疠”等，现代则多称为“流行性急性传染病”。

传染病的分类

传染病，根据不同标准，有不同的分类。

按照2013年6月29日修正的《中华人民共和国传染病防治法》规定，根据传染病的暴发、流行情况和危害程度，分为甲类、乙类和丙类。

甲类传染病：鼠疫、霍乱。

乙类传染病：传染性非典型肺炎、艾滋病、病毒性肝炎、脊髓灰质炎、人感染高致病性禽流感、麻疹、流行性出血热、狂犬病、流行性乙型脑炎、登革热、炭疽、细菌性和阿米巴性痢疾、肺结核、伤寒和副伤寒、流行性脑脊髓膜炎、百日咳、白喉、新生儿破伤风、猩红热、布鲁氏菌病、淋病、梅毒、钩端螺旋体病、血吸虫病、疟疾。

丙类传染病：流行性感冒、流行性腮腺炎、风疹、急性出血性结膜炎、麻风病、流行性和地方性斑疹伤寒、黑热病、包虫病、丝虫病，除霍乱、细菌性和阿米巴性痢疾、伤寒和副伤寒以外的感染性腹泻病。

国务院卫生行政部门根据传染病暴发、流行情况和危害程度，可以决定增加、减少或者调整乙类、丙类传染病病种并予以公布。

有些传染病，虽未列入法定传染病，但国家加强对其管理，也按照传染病防治法严格执行。如2008年5月2日，卫生部将手足口病列入传染病防治法规定的丙类传染病进行管理。丙类传染病也称“监测管理传染病”。

对这类传染病，要按国务院卫生行政部门规定的检测管理方法（分类统计、定期报告等）进行管理。

2009年暴发的甲型H1N1流感，属于流行性感冒（简称“流感”）类。因其具有抗原性多变、季节性流行等特点，又称其为“流感大流行”。在法定传染病分类中，属于丙类传染病。因其危害大，可直接采取甲类传染病的预防、控制措施。类似的，还有2003年的传染病非典型性肺炎、2013年的人感染H7N9禽流感以及炭疽中的肺炭疽。

2020年1月20日，经国务院批准，国家卫生健康委员会将新型冠状病毒感染的肺炎纳入《中华人民共和国传染病防治法》规定的乙类传染病，并采取甲类传染病的预防、控制措施。乙类传染病又称“严格管理传染病”，甲类传染病又称“强制管理传染病”。强制管理传染病，意味着管理等级最高。此类传染病发生后，报告疫情的时限，对病人、病原携带者的隔离、治疗方式以及对疫点、疫区的处理等，均强制执行。

第二节 云南中医药防疫的成就

云南各族人民防治传染病已有数千年的历史，大致可分为两个阶段：元代之前的历史和元代之后的历史。元代之前，主要是彝族、白族、苗族、壮族等少数民族医药抗疫，积累和创造了许多单方、验方或复方，如臭灵丹、金银花、南板蓝根、乌梅、黄芩、马蹄香等。这些知识以巫医的形式用到祭祀消灾之中，是居民日常防疫的重要组成部分，在民间具有一定作用。

元世祖至元十二年（1275年），云南建立行省，行省之下设路、府、州和县四级行政机构。元大德三年（1299年），朝廷令各路依照中庆路（今昆明）办法，在府、州设惠民药局。惠民药局择良医主持，为贫病者治病。中庆路设的惠民药局，有医师2名，由云南行中书省分给2000两银为本，收取利息作为经费，用于治疗费用，对贫民免收医药费用。中庆路设的惠民药局，是官办的面向百姓的医药机构，开启了公共卫生或防疫事业的先河。

明太祖洪武十四年（1381年），朝廷派二三十万大军进征云南，结束了元朝对云南的统治，把汉族文化广泛地迁移到云南各地，汉族人口首次超过少数民族人口。朱双美、罗开泰的先辈和董赐等军医把中原医学带进云南。同时，谪居云南的官员朱橚、科举培养的人才兰茂等知识分子搜集、整理和积累的医学知识日益增多，形成以兰茂、管群藩和管群仁为代表的医学群体，世代为医；出现了《滇南本草》《医门揽要》医书，持续传承医术，医学受众不断扩大。同时，昆明出现临福行、临泰行和临阳行3个药材行，持有政府盐引或行帖，享受食盐专营权，贩卖药材生意。

康熙二十年（1681年）二月，清军“满汉兵数十万至滇”，随营军医陈凤典等人再次把医学知识带进云南，扩大了医学人才队伍。清代中叶，江浙入滇开矿的客商云集，经营药材的客商也在省城昆明开设药铺兼行医，出现德生行、六和堂、利济堂等药铺。清末，昆明兵燹、饥馑和瘟疫接踵而至，人口锐减，医药需求催生药铺的出现。有一技之长的医师纷纷开设药铺，行医兼制药，供给所需。福林堂、寅生堂、太和堂、仁安堂、保龄药室等药铺相继设立。这些药铺除普通疾病外，制售的防疫中成药有治霍乱的藿香正气散、痧气丸、人参败毒散，治赤白痢疾的香连丸，治久泻的乌梅丸，治伤寒与副伤寒的苏合香丸，治流行性感冒的普济散、疏风宣和丸、复苏散、万应神曲等成药。

近代，云南的传染病疫情在全国的总体流行水平居高不下。当时，民国政府规定应填报的传染病为霍乱等9种。因云南疟疾疫情长期严重，又增加疟疾和恶性疟疾，共应填报11种。1918年至1919年的世界大流感波及昆明。昆明中医名家姚荫轩将清代医学家吴鞠通《温病条辨》的“银翘散”和“桑菊饮”合方改进，创制出“桑菊银翘汤”，在昆明防治瘟病起效显著。1935年春，昆明暴发伤寒传染病，中医师战斗在防疫一线。姚济不幸感染伤寒，为防疫献出了年轻的生命。其哥哥姚贞白接替姚济继续抗疫，创制“姚济神效散”，主治四时感冒、六淫侵袭。大理白族医学家彭子益积极传播温病学说及其治法，创制“乌梅汤”治温病。为应对鼠疫，政府设立专门机构，防堵结合。对鼠疫、麻风病，采取以隔离为主的策略；对伤寒病，则采取以清洁、消毒和打预防针为主的对策，改善卫生状况，防治结合。因经费困难，卫生防疫体系薄弱，加上长期的兵荒马乱，致使1949年疟疾、鼠疫、霍乱、天花、伤寒等多种传染病在全省范围内未能得到有效控制。

中华人民共和国成立以来，党和政府高度重视防疫工作，建立各级防疫体系，成立中医药机构，改善农村卫生条件，研制抗疟疾新药青蒿素和蒿甲醚注射液。同时，中西医并重，中西药并用，创制感冒消炎片、板蓝根冲剂（颗粒）、乌梅颗粒、银翘解毒片等抗疫中成药；改进了桑菊银翘散、参苏理肺丸、感冒疏风丸等一大批传统中成药，在抗击流感、非典、人感染禽流感、新冠肺炎等传染病中，发挥了有效作用。

经过70年的不断探索，建立健全了覆盖云南全省各地的卫生与防疫体系，防疫能力大为提高。1956年后，云南相继消灭了鼠疫、天花和回归热等传染病，最大限度地防止了霍乱，疟疾发病率也大为降低。改变了过去被动、消极的防疫，实施主动、积极的防控，全省卫生状况和传染病救治能力获得前所未有的进步。1973年，云南医药工作者从本地产大头黄花蒿中提取“黄蒿素”（苦蒿素结晶Ⅲ），为后来的青蒿素和蒿甲醚创制和生产奠定了基础。2015年，屠呦呦因青蒿素抗疟研究的杰出贡献而获得诺贝尔生理学或医学奖，中医药宝库的珠玉为世人所称赞。

截至2013年，云南创制用于重大传染病防治的中成药共66个，生产和使用的传染病治疗中成药有54个[①]。生产规模较大的是蒿甲醚系列、云南白药系列、板蓝根系列、参麦系列等中成药，显示出云南“植物王国”资源丰富、药用生物利用多样性的优势和特色。

①杨祝庆、胡劼：《云南中成药在重大传染病防治中的应用》，云南中医中药杂志，2014，第11期，第91–94页。

昆中药公司传承保护的“昆中药传统中药制剂”防疫产品共26个，是云南防疫中成药的重要组成部分。以感冒消炎片、桑菊银翘散、板蓝清热颗粒和梅苏颗粒四大成药为代表的防疫中成药，在历次抗疫中发挥了重要作用，未来必将发挥更重要的作用。

第二章 云南中医药防疫史

云南是瘟疫多发地区。历史上，瘟疫给云南造成极大灾难。云南各族人民与瘟疫做了艰苦的防控和斗争，取得了丰富的经验和积累了丰富的技术。最终，在这片土地上生存下来，并不断发展壮大。其中，中医药防疫卓有成效，为抗疫斗争作出了重大贡献。

第一节 蜀汉至元代云南的瘟疫

特有瘴气

古代云南的瘴疠，最早见于东晋时期常璩所撰的《华阳国志》一书记载："兴古郡[1]……户四方，去洛阳五千八百九十里。多鸠僚、濮。特有瘴气。"瘴气，是指山林间湿热蒸郁而成的毒气。当时，只知道这种毒气多发生在湿热的夏秋山区，因此，用瘴气、瘴疟称呼。近代以来才分出疟疾、痢疾、伤寒等急性传染病的名称。

疫疠之多 南征搁浅

西晋陈寿著《三国志》称，云南是疫疠的多发地区。《三国志·蜀志·王连传》记载，建兴元年（223年），南中（川南、云贵一带）大姓

①兴古郡：即今曲靖、文山、红河一带。

听闻刘备驾崩，不再称臣蜀国。丞相诸葛亮准备亲自率兵征伐南中，长史（协助丞相诸葛亮管理文书等事务的官员）王连直言相劝：“此不毛之地，疫疠之多，不宜一国之望，冒险而行。”意思是“南中自古就是不毛之地，是瘟疫盛行的地方。您是全国指望依赖的人，不宜举一国之力，冒险去征服”。瘟疫盛行，让诸葛亮南征搁置了数年。直到建兴三年（225年），诸葛亮才亲征南中。

诸葛亮进入南中，果然遭受疫疠之灾。诸葛亮为了擒拿南王孟获，率领大军南到达云南西洱河，遇四口毒泉，其中一口为哑泉。时逢盛夏，天气炎热，人马饮用了哑泉水后手脚麻木，全部中毒，将士们都说不出话来。这是什么病？“哑瘴”，还是瘴气害人。有一个叫孟优的人，是孟获的长兄，常看方书，识得药，有治哑瘴的良药。诸葛亮使人去求他相救，孟优进退两难，药交还是不交？交吧，救了蜀军则得罪兄长；不交吧，蜀军可怜，于心不忍。思量再三，孟优还是交出了仙草。军士们口含一叶，便“不染瘴疫之气”。最终直捣秃龙洞，第五次生擒了孟获。孟优的仙草是什么？当时知之甚少，相传为安乐水，但其中又加入了何药，不得而知。其中的秘密，直到明代兰茂才得以揭开。

瘴气特恶　生命禁区

北魏时期，我国古代著名的地理学家郦道元在他所著的《水经注》里记载，澜沧江瘴气特恶。“永昌郡[①]有澜沧水，出西南博南县[②]……此水傍瘴气特恶，恶气中有物，不见其形，其作有声，中木则折，中人则害，名曰鬼弹……惟十一月十二月差可渡，正月至十月经之，无不害人。故郡有罪人，徒之禁旁，不过十日皆死也。”[③]这里记述得较逼真，“恶气中有物”，无形中有声，人们对病毒的认识更进了一步。瘴气之地，已成禁区，作为死刑犯的流放之地。

①永昌郡：今保山。

②博南县：今永平县。

③云南省卫生厅：《云南卫生通志》，云南科技出版社，1999，第207期。

中毒者十有八九死

到了唐代，对云南的瘴疠记载得更加详细。樊绰所著《云南志》（又名《蛮书》）中记载："高黎贡山在永昌西，下临怒江。左右平川，谓之穹赕，汤浪[①]，加萌所居也。草木不枯，有瘴气。"又载：大雪山在永昌西北，从腾充（冲）过宝（保）山城，又过金宝城以北，大赕周回百余里，悉皆野蛮，无长君也。地有瘴毒，河赕人至彼中瘴者，十有八九死。瘴毒之害，极其深重。

瘴疫重创唐军

唐天宝九年至十四年（750—755年），大理南诏政权联合吐蕃军队，抵抗唐王朝军队的入侵，史称"天宝战争"。天宝战争，最终因瘴疠毒气重创唐军，致使唐军惨败。

唐朝到了天宝年间，内部日趋腐败。唐玄宗晚年昏聩，不理朝政，奸臣杨国忠操纵政事，任命鲜于仲通为剑南节度使，于天宝十年（751年）率领军队打到南诏首都太和城即今大理城。被南诏击败。

杨国忠下令在中原招募兵卒，欲再次进攻。民间盛传云南是瘴疠之地，有去无回，凶多吉少，都不肯应募。杨国忠就派御史到处抓捕，带上枷锁送到军所。杨国忠自任剑南节度使，又调吐蕃兵相助。天宝十一年（752年）农历六月，进攻吐蕃南诏联军，攻陷隰州等三城，俘虏6300人，将俘虏劫掠回长安，作为苦力。

天宝十三年（754年），唐王朝的侍御史、剑南留后李宓率领七万人，再次进攻南诏，到达太和城。南诏王阁罗凤诱敌深入，坚壁清野，闭壁不战。时值瘴疫流行，李宓的军队粮食耗尽，兵卒水土不服，饿死病死的十有七八。于是，撤军。南诏军乘机追击，擒获李宓，全军覆灭（《资治通鉴》）。

后晋刘昫等撰《旧唐书》，把"瘴疠之所伤"作为唐军失败的主要原因之一。《旧唐书》记载，唐天宝十年（751年），"自仲通、李宓再举讨蛮

①穹赕，汤浪：今璐江坝。

之军，其征发皆中国利兵，然于土风不便，沮洳之所陷，瘴疠之所伤，馈饷之所乏，物故者十八九。凡举二十万众，弃之死地，只轮不还，人衔冤毒，无敢言者”。把瘟疫所蔓延的地方称为“生命禁区的死地”，说明瘟疫的危害巨大。

唐代诗人白居易也在其诗《新丰折臂翁》中描述了受云南瘴疫危害的惨状：“闻道云南有泸水，椒花落时瘴烟起。大军徒涉水如汤，未过十人二三死。村南村北哭声哀，儿别爷娘夫别妻。皆云前后征蛮者，千万人行无一回……”老翁自残，正是为了防疫。瘴疠之苦，可怜了老百姓。

兹录如下：

新丰折臂翁

白居易

新丰老翁八十八，头鬓眉须皆似雪。
玄孙扶向店前行，左臂凭肩右臂折。
问翁臂折来几年，兼问致折何因缘。
翁云贯属新丰县，生逢圣代无征战。
惯听梨园歌管声，不识旗枪与弓箭。
无何天宝大征兵，户有三丁点一丁。
点得驱将何处去，五月万里云南行。
闻道云南有泸水，椒花落时瘴烟起。
大军徒涉水如汤，未过十人二三死。
村南村北哭声哀，儿别爷娘夫别妻。
皆云前后征蛮者，千万人行无一回。
是时翁年二十四，兵部牒中有名字。
夜深不敢使人知，偷将大石捶折臂。
张弓簸旗俱不堪，从兹始免征云南。
骨碎筋伤非不苦，且图拣退归乡土。
此臂折来六十年，一肢虽废一身全。

至今风雨阴寒夜，直到天明痛不眠。
痛不眠，终不悔，且喜老身今独在。
不然当时泸水头，身死魂孤骨不收。
应作云南望乡鬼，万人冢上哭呦呦。
老人言，君听取。
君不闻开元宰相宋开府，不赏边功防黩武。
又不闻天宝宰相杨国忠，欲求恩幸立边功。
边功未立生人怨，请问新丰折臂翁。

到了宋代，云南瘴气依然肆虐不断。《太平寰宇记》卷80会川县（今四川会理县）记载："泸津关，关上有石岸高三千丈，四时多瘴气，三四月间发，人冲之死。非此时中，人多闷吐。唯五月上伏即无害。"据云南历史学家方国瑜等人考证，泸津关在今云南省巧家县白鹤滩镇的老渡口一带。泸水，三国时期称金沙江为泸水（到了宋代，因泸水沿河盛产沙金而改称"金沙江"。诸葛亮《出师表》"五月渡泸，深入不毛"，所渡的泸水渡口就是泸津关）。宋代，泸津关一带一年四季都有瘴气。三四月间暴发，人中了瘴气便死亡。其他月份，人感染瘴气多数会胸闷、呕吐。只有农历五月三伏天开始才无害。现代研究认为，泸津关瘴气，又称"闷头瘴"，与中暑或脑型疟疾相似。

三州无一医师

宋元时期，云南严重缺医少药，任凭瘴气肆虐。《马可波罗行纪》记载，元代云南"押赤[①]、大理、永昌[②]三州无一医师。如有人患病，则召看守偶像之巫师至。病者告以所苦，诸巫师立响其乐器，而为歌舞，怠其中一人昏厥如死始止。此事表示鬼降其人之身，同伴巫师与之语，问病者所患何疾，其人答曰：'某神罚其病卧，盖其侮此神，而神不欢也'"。[③]当

① 押赤：即今昆明。
② 永昌：即今保山。
③ [法]沙梅昂注，冯承钧译：《马可波罗行纪》，上海古籍出版社，2004，第474页。

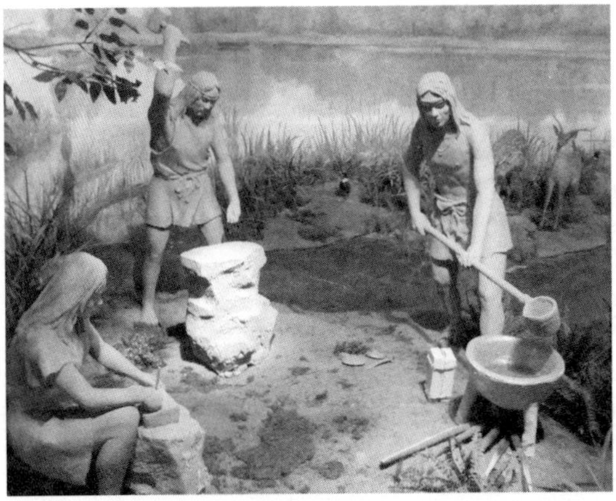

古滇先民生活场景复原图（云南省博物馆）

时，人们得病不是求医问药，而是请巫师降鬼祈神。巫师祈神、治病，是当时消极防疫的主要手段。巫师奏乐歌舞，而驱病消灾，沿袭了远古祭鬼祛病的习俗。

元代，中庆路出现官办惠民药局。元大德三年（1299年），朝廷令各路依照中庆路办法，在所属府、州设惠民药局，由官府给钞为本，每月收取利息，备购药物，择良医主持，为贫病者治病。所设良医，授予正官提调，计上路2人，下路、府、州各1人。但除中庆路外，因各路府、州、县的长官仍为世袭的大小农奴主和奴隶主，药局并未设置。中庆路的药局也未开设多久便停止了。

云南缺医少药的状况，一直持续到明代。明代中期的官员田汝成《边行纪闻》（1558年）记载，蛮夷“病不服药，祷鬼而已。不愈则曰鬼所疾也，弃之不顾”。普通的疾病都不服药，只是祈祷鬼神而已。不是有药不服，而是无药可服。缺医少药，遍布云南省各族群、各村寨。遇到瘴气侵蚀，治不了的则说是鬼神所痛恨的人，不管不顾，人命如草芥。

第二节　明代兰茂与民间的治瘟措施

疟疾击退明军

明初，保山、腾冲一带疟疾流行，致使明军班师退回。明正统四年（1439年），麓川首领思任发向周边扩张，侵略腾冲南甸。明朝廷命令征南将军王晟率兵讨伐。兵进到璐江，王晟对属下将领说：“兵以谋胜。现在临近疟疾流行时候，哪里是用武的时候呀？然而，部队已经集结起来了，如果敌人畏威服罪，那么我就替他向朝廷请求给予宽恕。”又通告敌方，但思任发没接受。王晟于是命兄弟王昂和都督方政用兵攻打，并告诫要“敬慎”。王晟整兵未发，方政领兵趁夜渡过璐江，冲破敌人的栅栏，斩首三千多人。方政乘胜单兵冒进，遇到伏击，最后战死。这时春天已经过半，王晟担心疟疾暴发，于是回师。刚到金齿（今澜沧江至腾冲一带），接到朝廷的命令，还镇息兵，伺时而动。到了楚雄，王晟得病，病情很重，于3月18日病逝，享年72岁。

明军征伐麓川，因疟疾而失利。[①]

兰茂治疗霍乱

明代初期，大军进入云南。当时，入滇的军民对云南本草多不认识。兰茂寻医问药，向当地少数民族搜集医药知识，掌握了大量民族民间经验。明正统元年（1436年），兰茂著成《滇南本草》附《医门揽要》，首

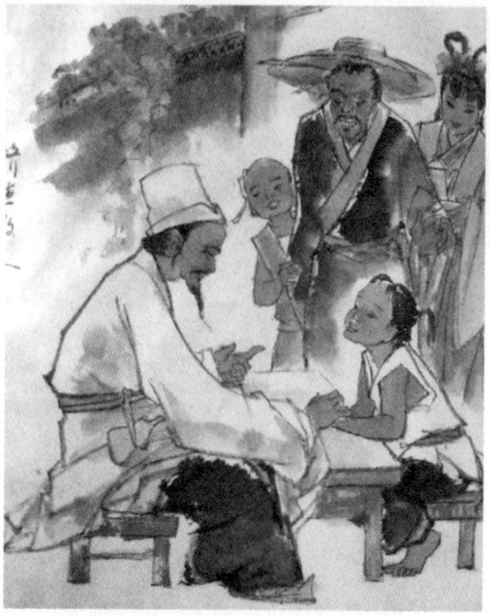

济世救人（嵩明县兰茂纪念馆藏）

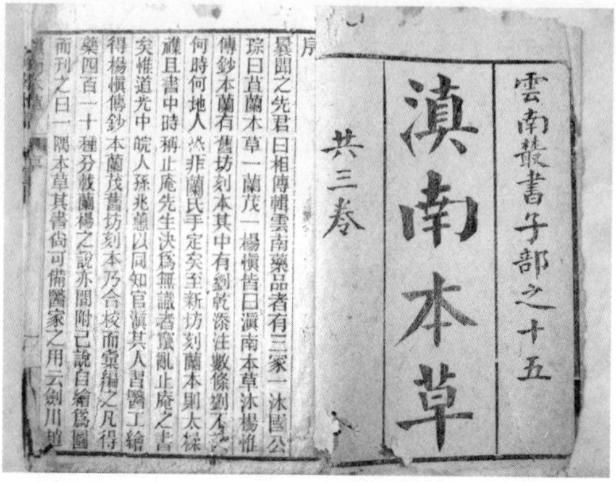

雲南叢書子部之十五

滇南本草

共三卷

序

曩聞之先君曰相傳輯雲南藥品者有三家一沐國公琮曰蒀蘭本草一蘭茂一楊愼皆曰滇南本草沐楊惟傳鈔本蘭有舊坊刻本其中有劉乾添注數條劉不[illegible]何時何地人然非蘭氏手定矣至新坊刻蘭本則太祿襍且書中時稱止庵先生決爲無識者竄亂止庵之書矣惟道光中皖人孫兆蕙以同知官滇其人習醫工繪得楊愼傳鈔本蘭茂舊坊刻本乃合校而彙編之凡得藥四百一十種分載蘭楊之說亦閒附己說自繪爲圖而刊之曰一隅本草其書尚可備醫家之用云劍川趙

兰茂《滇南本草》1914年版扉页（昆中药公司综合档案室藏）

①[清]张毓碧修，谢俨等纂，王飞虎、年四国校注：《康熙云南府志校注》，云南民族出版社，2016，第431页。

次整理了珍贵的医药知识，传授医术，培养医师，传播中医药技术，为医学在云南的发展开了先河。

对于霍乱，兰茂分干霍乱和湿霍乱，分别施治。《医门揽要》下卷云，中暑，肚腹扭痛，六脉俱伏，欲吐不能，欲泻不能，名干霍乱。又有吐泻兼行，名湿霍乱。治法，以缩脾散或理中汤加木瓜、降香治之。或锅心土汤，或槟榔藤烧开水调水服，或檀香、降香煎汤服，或膏粱煎汤服，或食槟榔，勿灰亦可。此症北省夏秋始有。滇省节候不真，四时俱有。轻为霍乱，重即绞肠痧。治绞肠痧法，烧刀散治之。或理中汤加木瓜治之，或用马屎烧红，焠开水服，或用棕树果煎汤服。

兰茂治疗霍乱，方法多样。缩脾散，出自宋代《太平惠民和剂局方》缩脾饮。由缩砂仁、乌梅肉（净）、草果（煨，去皮）、甘草（炙）、干葛（锉）、白扁豆（去皮）组成。这些药料碾细。每服四钱，水一大碗，煎八分，去渣滓，以水沉，冷服，以解烦，或欲热欲温，并任意服。代熟水饮之，极妙。《太平惠民和剂局方》说：缩脾饮，具有“解伏热，除烦渴，消暑毒，止吐利”的功效，“霍乱之后服热药，大多致烦躁者，并宜服之”。

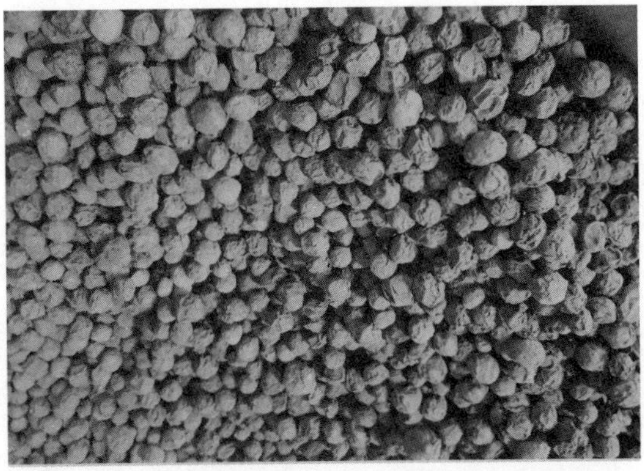

加工后的乌梅（杨祝庆摄）

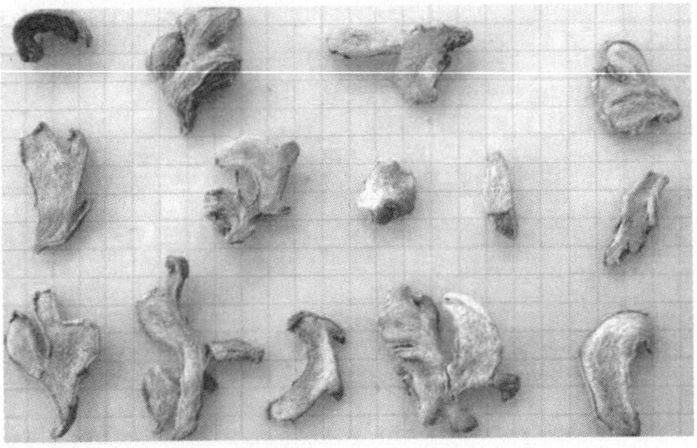

干姜（李恒提供）

理中汤，出自张仲景《伤寒论》理中丸，由人参、干姜、甘草和白术四味组成，具有温中祛寒、补气健脾的功效。《伤寒论·辨霍乱病脉证并治》中说：“霍乱，头痛发

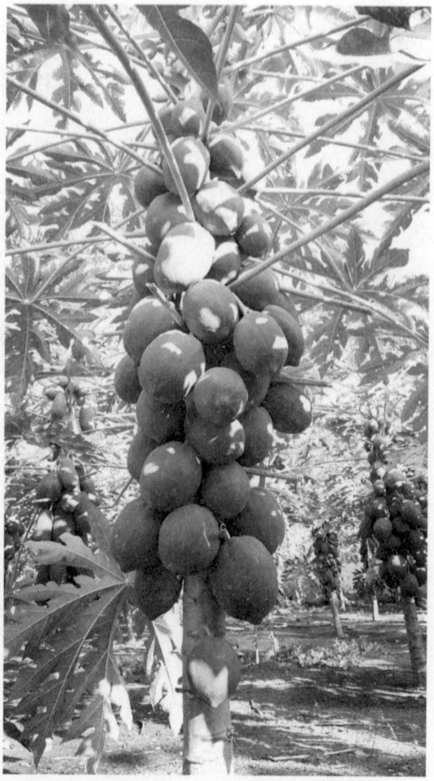
木瓜（杨祝庆摄）

热，身疼痛，热多欲饮水者，五苓散主之；寒多不用水者，理中丸主之。”理中丸是霍乱而寒多的救急药。

理中丸不仅是救急药，还是调补药。《伤寒论·辨阴阳易差后劳复病脉证并治》也说：“大病差后，喜唾，久不了了，胸上有寒，当以丸药温之，宜理中丸。”因其病机仍是脾胃虚寒，因此仍用理中丸治之。兰茂用理中丸加木瓜、降香，增加了其酸涩而止泻、止痛的作用。

理中汤，在《金匮要略》中又称“人参汤”，是治疗中焦脾胃虚寒证的基础方。临床运用以脘腹绵绵作痛，呕吐便溏，畏寒肢冷，舌淡，苔白，脉沉细为辨证要点。根据实际，针对具体的病症，可以异病同治。历史上，医家用理中汤加减变化出若干方剂，如桂枝人参汤、桂附理中汤、附子理中丸。如今，这些成药也常用于霍乱吐利转筋、下利便溏等的治疗。现代还用于慢性结肠炎等属脾胃虚寒证的治疗。

兰茂治痧的意义

兰茂痧论及治痧法，是云南痧证最古老的记载。他的治疗经验是极其宝贵的。在治痧历史上，兰茂痧论及治痧法，早于清代康熙年间《痧证全书》（1686年刊）300余年，堪称“治痧前驱”，“惟其所述，为他书所不载，其巨眼卓识，尤属难能而宝贵。今经发掘，犹起死而回生，理当彰显而光大之”。[1]

①郑祖荣：《痧证全书译注》，云南民族出版社，2009，第106页。

户部郎中龙施制药济病

明代中叶，昆明出现零星精通医术的制药人。龙施，字德敷，昆明前卫人，明嘉靖乙卯（三十四年，1555年）乡试第一。初任峨眉学谕，历任户部郎中。业务精湛，声名籍甚，后来升为河东运同。因为母亲年纪大，告老还乡。在家居住20余年，不入公门。当事者屡次推荐，他都婉言谢绝，淡泊名利，怡然自乐。著书之外，制造成药，救急病患者。亲戚有急事，他都会捐资帮助。所著有《露林蝉啸》《心济医宗》《归调百韵》等书。龙施的简介，在清《康熙云南府志》中有记载。

彝女李氏识药救父

明代末期，在生产生活中，彝族人民掌握了许多植物知识，并利用它们治病。例如，昆明南部的昆阳州（今晋宁区昆阳镇）“地薄民淳，汉彝杂处。士民耕读，各乐其业，居家俭朴，畏法少争。惟彝人言语、服饰、婚姻、丧祭，不无稍异于汉人”。①其中有认识药材的村民。明朝万历年间，昆阳州李舜耕的女儿李氏性巧聪明，对父母极其孝敬。李舜耕病了，李氏认识药材便给父亲按脉，煮药调治，悉心照料，后来父亲痊愈了。为此，昆阳州的知州王朴（贵州清平人，万历年间任昆阳知州）赠予“孝懿”的名号，表彰这名女子的功绩。②当然，李氏除识药按脉调治外，也衣不解带，食不遑味，设香吁天，以求身代，医祷备至。

明代，云南民间依然缺医少药

面对山川瘴疠难以抵挡，许多兵民妻离子散，家破人亡。《康熙云南府志》列女传中记载，许多人的丈夫，或战死，或病死。病重期间，妻女无不千方百计抢救。例如，明代，安宁州“李焯元妻陈氏，元病笃时，陈年二十七，告天刲股，医祷备至，愿以身代。及殁，誓不再嫁。年八十余

①[清]张毓碧修，谢俨等纂，王飞虎、年四国校注：《康熙云南府志校注》，云南民族出版社，2016，第46页。

②[清]张毓碧修，谢俨等纂，王飞虎、年四国校注：《康熙云南府志校注》，云南民族出版社，2016，第316页。

而卒”；昆阳州“吴大颖妻邢氏，崇祯十二年（1639年），翁国选有病，医药不效，氏焚香吁天，翁疾寻愈”；嵩明州“罗江妻李氏，江为南昌司李，遘危疾，李氏躬尝汤药，割股疗治，竟弗愈”“周凤起妻杨氏，姑陈氏遘疾，割股救愈。及夫卒，纺绩供养，抚二幼子成立。冰霜苦节，至六十二而卒”“管宗本妻李氏，善事舅姑，克顺夫子。夫有疾，割股侍奉。后夫死，抚子四人，俱能成立”。[①]

有的亲尝汤药，衣不解带，愿以身代；有的晨夕叩天，吁以身代。有的得救，有的死去。这些事实，是明代云南民间缺医少药的无奈的侧影。民不聊生，饥寒交迫，病无所医，救无所药，生活极端困苦。

告天割骨，医祷备至，今天看来不可思议。但是，在数百年前的明代，普通百姓医药知识的匮乏，可见一斑。医药知识的匮乏，不仅体现在平民百姓中，还蔓延到士族阶层。一部地方志，除记载了几味药材外，基本没有记述具体的疾病、方剂，更没有名医医案。正如兰茂所说，“奇花异草人不识”（《滇南本草》序言），职业医生凤毛麟角，医药科技水平低下。

炉烟瘴疟法

明代初期，防疫措施多采取物理隔离法：燃烧烟雾驱赶蚊虫，阻断病菌传播渠道。据史料记载，用烟熏防疟疾传播的举动，根据疫情持续时间，有时可持续一年或更久。以烟治瘴的方法，一直流传下来，据民间调查，到20世纪60年代昆明杨林、寻甸一带农村仍在

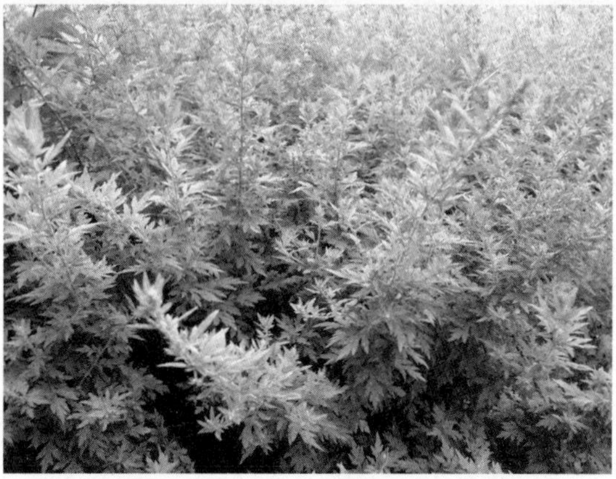

臭藜蒿（土荆芥）（杨祝庆摄）

①[清]张毓碧修，谢俨等纂，王飞虎、年四国校注：《康熙云南府志校注》，云南民族出版社，2016，第316-319页。

使用这一方法。盛夏黄昏，蚊蝇漫天飞舞，村民用诸葛草在堂屋里焐起火堆，烟雾弥漫整个屋子，以驱逐蚊蝇。各地燃烟所用材料不一，多采自本地的艾蒿、黄草、青蒿、臭藜蒿、香薷等植物，平时晒干备用。当时，物理隔离法是可行的方法。

芸香草治烟瘴

韭叶芸香草又称“诸葛草”“香茅草”“香茅筋骨草”等，《滇南本草》中的“注补”说：“昔武侯入滇，得此草以治烟瘴。此草生永昌、普洱、顺宁茶山地方，形如兰花，但叶有细白毛，且如韭叶，但韭叶则软，芸香草硬。”

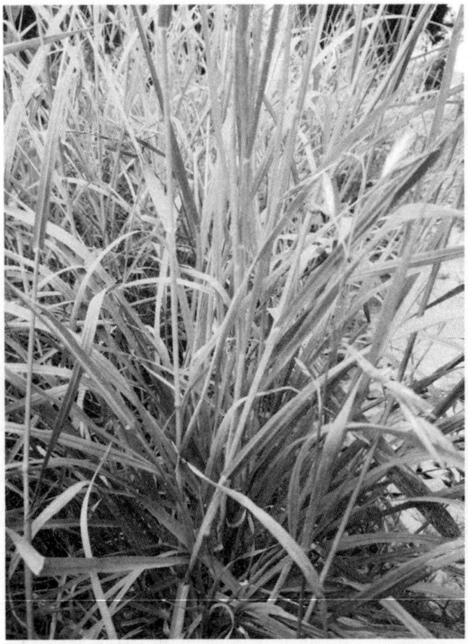
韭叶芸香草（杨祝庆摄）

上一章提到，三国时期，诸葛亮进入云南，军中得哑瘴，手足麻木。孟优献出仙草，救了大军。当时医药知识缺乏，不知为何物。直到明代，兰茂才指出仙草就是韭叶芸香草。用韭叶芸香草可祛除瘴气。至于是如何使用的，史籍失载。韭叶芸香草味厚，能驱蚊。据此推测，诸葛亮可能是用韭叶芸香草烟熏或煮大锅药来祛除瘴气。

到了明代，兰茂对韭叶芸香草的使用既有继承又有发展。《滇南本草》记载用韭叶芸香草煎服，这个用法的生物利用度更高。如今，在云南一些地方，民间每逢端午节仍焚烧芸香草、苍术、白芷、艾叶、丁香、硫黄等药，进行空气消毒；用雄黄酒喷洒潮湿的地方，作室内消毒；同时在饮食中吃大蒜，出行时涂擦雄黄酒，作个体消毒。这些习俗，都反映了古代人民防疫祛病的传统。

用水酒服药

古代的发酵酒，在明代防疫中发挥了重要作用。《滇南本草》记载用水酒服药防治瘴气的经验：“元江瘴气，用刷绿皮晒干为末，于临发时以水酒度下”“临安瘴气，用野莜菜根水酒煎服”，把一些中草药晒干研捣成粉末，用水酒度下，作为预防用药。明代，兰茂将酒作为防疫的辅助用药，沿袭了彝族、哈尼族等民族的防疫经验。

培养正气　补脾截疟

兰茂的《医门揽要》是《滇南本草》的姊妹篇，它对云南地方病、常见病和传染病提出了具体而独到的治疗方案，从中可窥见明代云南防疫疟疾、霍乱、痢疾等重大传染病的方法和思路。

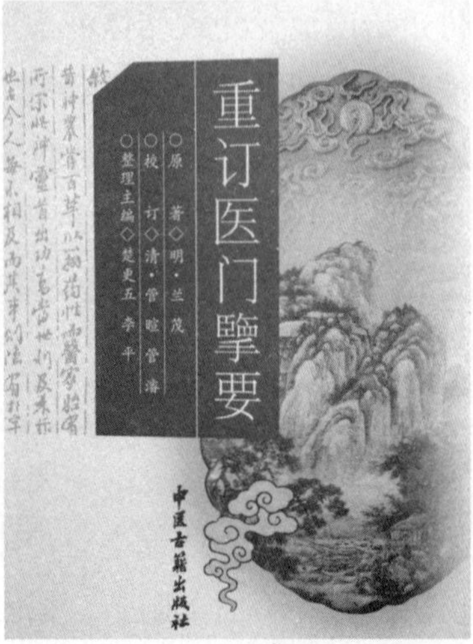

《重订医门揽要》书影（云南省图书馆藏）

《医门揽要》记载，疟疾“如面色青黄者，补中汤加首乌、鳖甲、常山、草果、广子（槟榔子）、姜枣治之”。这一治疗方法，继承了宋代《太平惠民和剂局方》“截疟七宝饮”的处方。常山为落叶灌木，属于虎耳草科植物，一直是中医治疟专药。《医门揽要》对古方既有继承又有创新，它以“截疟七宝饮”来催吐，同时用补中益气汤来补益脾胃，巩固根本，治标却不忘治本。

培补正气是兰茂用药的显著特点，他告诫说：“养正则邪气自除。”这一观点，与当代增强身体免疫力抵抗疾病的理念是完全吻合的。

具有创见的感寒论

发源于中原地区的中医药理论传入云南后，经过各族人民的长期实践和著名医药家的诊治探索和理论总结，与云南气候、地理、物产、习俗相结合，产生了因地制宜、因人制宜的应对瘟疫的方法。

兰茂《医门揽要》中说，中暑（包括后世所称的霍乱、痢疾、伤寒等疾病）“此症北省夏秋始有，滇省节候不真，四时俱有，轻为霍乱，重即绞肠痧（干霍乱）”。由于云南四季不分明，常年都有中暑病人，轻的为霍乱，上吐下泻；重的为绞肠痧，肚腹扭疼，欲吐不能，欲泻不能。因此，在治疗上，不能拘泥于以往经验。兰茂指出，对云南的霍乱、痢疾等急性传染病，“不可过表，亦不可过里，宜和解之”，不可过分发汗，也不可大剂量攻下，应当和解表里。既要防止错误地攻下而变成痢疾，也要防止错误地发汗致使体液虚脱而变成伤寒。对危害极大的传染病，《医门揽要》专列一节“中暑合症”，并列出和解表里的“中暑附方”，兰茂的这一理论实为云南明清时期的治疫方案和操作指南。

兰茂在继承传统用药理论的同时，又能根据云南特点加以变通。例如，《医门揽要》所用小柴胡汤，与汉代张仲景《伤寒论》中的小柴胡汤不同。兰茂说，云南“天偶阴即冷，人冒之即为寒感症”，在滇中地区“遇雨便成冬”这一气候特点的影响下，云南春季时常暴发的一些传染病，除具有内地常见的主要症状外，还常出现云南本地特有的一些症状，需要辨证施治。兰茂进一步创造性地提出“感寒”的概念，指明“感寒独伤于阴”（不伤于阳），揭示了本地特有症状的病因。据此，在治疗方法上，兰茂提出“感寒宜温以散之而不可表（阳）”。就是说，内地的伤寒或疟疾，可发汗解表，而云南的伤寒或疟疾，不能发汗解表，应温补于内，重在补阴。

兰茂在《医门揽要》中，创制了专用于云南本地的小柴胡汤。该方保留了《伤寒论》小柴胡汤和解表里的制方之旨，又将人参改为沙参，以补阴；加入云南常见的葛根，疏散风热；减去大枣，增加陈皮，以理气健脾，燥湿化痰。经过兰茂加减后的小柴胡汤，使“上焦得通，津液得下，胃气因和”，最终使患者气血平衡，恢复如初。

兰茂创立的“感寒”理论及其治疗方法，在几百年中为医家所珍视，并得以继承和发扬。如今云南特产中成药“参苓健脾胃颗粒”，很好地传

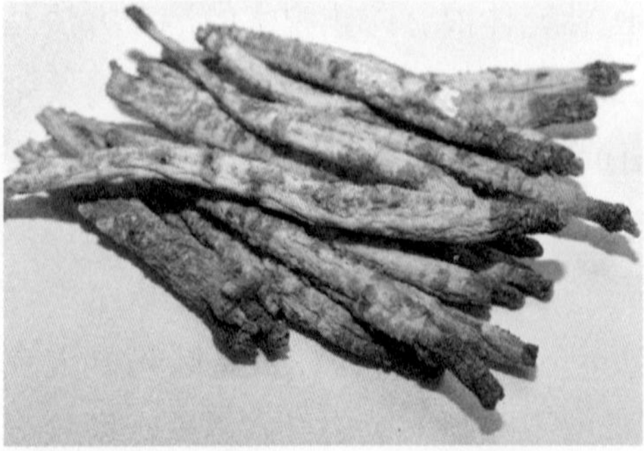

北沙参（王云鹏摄）

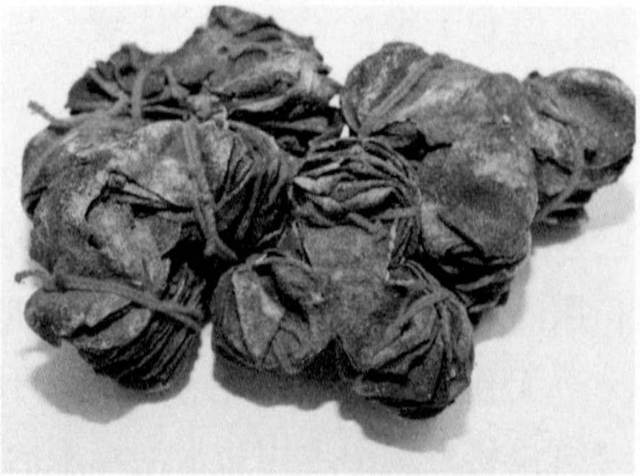

上等陈皮（王云鹏摄）

承了兰茂的医学思想。

明代，在治疗疾病和瘟疫防控中，医家不断积累和丰富了云南中医药的经验和技术。彝族、哈尼族等各族人民宝贵的医药经验和技术，被吸收到中医药里，形成了具有民族地方特色的云南中医药技术和文化，为祖国的医药宝库作出了积极贡献。

民间偏方的使用和总结

云南是植物王国，有许多植物可以药用。千百年来，云南各族人民不断探索，在与瘟疫的斗争中创立了不少独特的偏方、良方。这些良方，一时未能载入官方医药书籍里，但在民间依然发挥着防治作用。明代，兰茂整理和总结了不少云南民间防疫经验。

米汤、糖水与盐水的使用　霍乱、痢疾等急性呕吐腹泻，现代医学以严格隔离、及时补液、辅以抗菌等方法对症治疗。中医则以清热补液为治疗手段，“急则治标，缓者治本”。治标，先防止患者体液流失过多，再治本，清热扶正，从而使人体阴阳平衡。譬如，东汉张仲景《伤寒杂病论》中用人参白虎汤治疗霍乱，将药煮成汤剂使用。《医门揽要》中说：“不论热痢、寒痢，（酸角加红糖）开水调服，神效立愈。……如不愈，再加木香、黄连治之。”简便灵验。

《滇南本草》对于治疗霍乱、痢疾等急性吐泻，除用单方或复方外，也多煎服，或配以米汤、橘皮汤、姜汤、红糖水、白糖水等送服。这些方法，客观上维护了患者的体液，与西医补充体液、防止脱水的治疗方法是一致的。

《滇南本草》记载，用盐水炒云南黄连，可以“消痞块，止痢疾”。用盐炒制的黄连，使熬煮好的药液中含有盐分。当时，云南尚无现代盐水溶液口服的条件，中医大家则已认识到吐泻、痢疾应该补充盐水，阻止脱水。

无独有偶，清同治十二年（1873年），嵩明县杨林知名医师管浚在《管浚秘方》中也用盐水泡樟木治疗霍乱，并写下歌诀：“夏秋吐泻频频痛，樟木盐泡煎汁浓，加入白酒一杯饮，治疗霍乱显神功。”根据这些中医文献，最晚至1873年，云南知名医师已用盐水作为人体补充液，防止重症患者脱水。在此之前，中医药典籍上未有樟木加盐水治霍乱的记录，兰茂和管浚此举是防疫史上的巨大进步。直至1944年，昆明医生用生理食盐配制生理盐水让患者口服，比管浚晚了70余年。

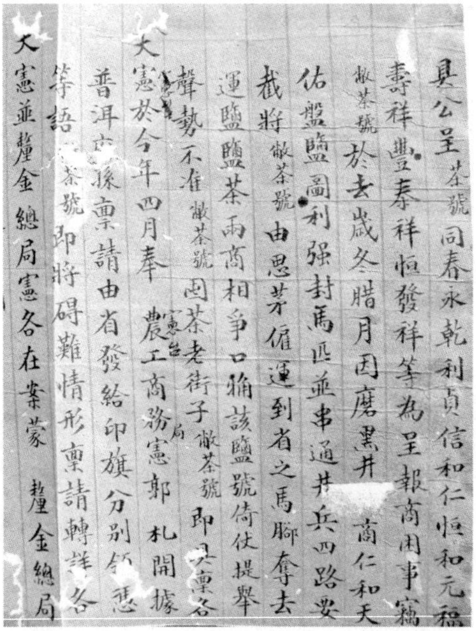
具公呈茶號同春永乾利貞信和仁恒和元[illegible]
壽祥豐泰祥恒發祥等為呈報商困事竊
敝茶號於去歲冬臘月因磨黑井商仁和天
佑盤鹽圖利强封馬匹並串通井兵四路要
截將敝茶號由思茅僱運到省之馬脚奪去
運鹽鹽茶兩商相爭口角該鹽號倚仗提舉
聲勢不准敝茶號回茶老街子敝茶號即具稟各
大憲於今年四月奉農工商務憲部札開據
普洱府孫稟請由省發給印旗分別領憑
等語茶號即將碍難情形稟請轉詳各
大憲並釐金總局憲各在案蒙 釐金總局

清光绪三十二年（1906年），茶号讼盐商词局部。“磨黑井盐商仁和天佑盘盐图利，强封马匹，并串通井兵，四路要截……”盐商势力比茶商势力还大（昆明市档案馆藏）

云南自古以来就是井盐的主产地，磨黑井盐与茶马古道齐名。清雍正三年（1725年），在磨黑（今普洱市宁洱县磨黑镇）地下发现食盐，后发展成为云南十大盐矿之一。清代，由于官僚、盐商的封建统治，年产量四五千吨，多为贡盐，而广大百姓的食盐供应依旧短缺，饱受淡食之苦，易患低钠血症、甲状腺肿或甲状腺功能减退症等疾病。这些疾病为传染病感染埋下了祸根。医家为患者补充盐水，能增强机体抗疫能力。

热熏与忌口　热熏，是对冷痢、冷泻而采取的外治法。中医认为“正气内存，邪不可干”，预防霍乱、痢疾等细菌性疾病，首要的是防治脾胃受寒。《医门揽要》将热熏作为治疗霍乱的方法，详细记载了热熏的操作过程：“以新瓦数片，火烘热，蘸醋，上覆薄棉，坐其上熏之，立愈。”热熏之法，看似难以令人置信，却与现代防疫措施殊途同归。现代医学揭示，霍乱、痢疾等细菌性疾病，对干燥、日光、热、酸及一般消毒剂均敏感，体温升高至38～39℃，可杀死病菌。

注重饮食卫生　《医门揽要》中分析了冷痢的病因：“由胃家潮湿，不能消化饮食，将所食者俱寒冷于胃，于是糟粕不能化为津液，而化为恶浊，以传入大肠也。”因此，平时应喝开水，不吃生冷食物，生吃瓜果要洗净，饭前便后要洗手，养成良好的卫生习惯，这是预防霍乱发病的有效措施。民间有谚语：“吃药不忌嘴，跑断医生腿。”明清时期的医生多是游医，又称摇铃医，手持铃铛走村串户，上门为人治病。如果患者注意忌口，可以减少医生的劳累。忌口是恢复期巩固疗效、防止反弹不可缺少的方法。

《滇南本草》指出，伤寒霍乱，呕吐水泻，应“忌鱼、羊、蛋、蒜”，在饮食上忌油荤。

中医理论创见和药物创制

虚实辨证治疗痢疾　痢疾的症状，一般是大便次数增多，腹泻厉害。如果又吃了瓜果等不干净食物，难以消化，于是一般人流传的治疗经验是“痢无补法，只有下法”，似乎什么痢疾都只要疏通肠道，就万事大吉了。有的医生还说：“通则不痛，痛则不通”，也主张用通下之法。兰茂《医门揽要》认为，这些方法都是错误的，正确的方法“总以人的虚实分之。虚者补之，实者宜下。学者记之！记之”。痢疾，必须以望闻问切的方法，分清虚实：如果出现热（发热）、痛（绞痛）、胀（腹胀、大便有坠胀感）、秘（便秘）、舌红苔黄、脉滑而有力的患者，为实症；如果出现冷（肢冷）、喜揉（胃揉之不痛）、响（胃肠汩汩作响）、溏（便溏）、舌白、脉滑而无力的患者，为虚症。应辨清虚实，对症下药。对实症者，兰茂用平胃汤加减治疗；对虚症者，他用四君子汤加味治疗。对痢疾虚症，用药宜温补，防攻下。《医门揽要》对“冷痢”明确指出用药“切不可下”。

万亿丸的创制 根据辨证施治的理论，为便于救急之用，对痢疾实症严重的患者，兰茂拟制了“万亿丸”（万应丸的异名）。后来，兰茂将“万亿丸”传授给同乡弟子管群芳。管群芳家族代代相传，用于临床。到清同治年间，管浚将家传的验方改进作为成药，在他当时开设于昆明的万春堂里制造和销售，定名为“万春堂杨林丸”。该药分为红、黑两种，民间统称“杨林红黑丸”。红丸加朱砂，可镇静安神；黑丸加白草露，可收敛止血。两药可分可合，分用时，可分别对付白、红痢疾；合用时，适合持续高热、腹部胀痛的危重患者。此药疗效显著，颇得民众信赖。

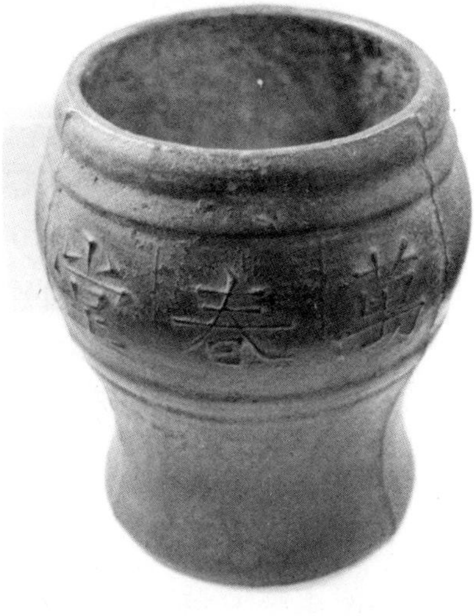

万春堂药臼（昆中药公司综合档案室藏）

吸取少数民族用药经验

云南少数民族医药是一个聚宝盆，各族人民认识和掌握了大量植物的药用性能，创造了大批单方、验方，有效抵御了疫病侵袭。明代，云南中医中药吸取了大量少数民族的用药经验，丰富了医药宝库。《医门揽要》大量采取云南地方用药经验，特别是少数民族防疫的单方、验方，极大地提高了药物的方便性和可及性。譬如，中暑或霍乱用理中汤加木瓜治疗，也用棕树果煎汤，还用槟榔藤烧炭调开水喝，或用芭蕉根捣汁内服。最著名的是抗疫三大药——乌梅、臭灵丹和南板蓝根，兰茂均已使用。

乌梅（酸梅、千枝梅） 《滇南本草》收入彝族、白族等少数民族

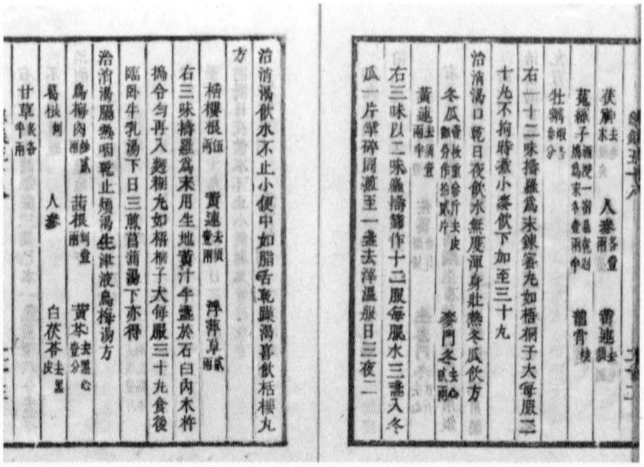
茯神(去木) 人參(各壹兩) 黄連(去須)
菟絲子(酒浸一宿蒸焙乾別搗為末各壹兩半) 龍骨(燒)
牡蠣(煅各半分)
右一十二味擣羅為末鍊蜜丸如梧桐子大每服二
十丸不拘時煮小麥飲下加至三十丸
治消渴口乾日夜飲水無度渾身壯熱冬瓜飲方
冬瓜(壹枚重參斤去皮銼分作拾貳片) 麥門冬(去心貳兩)
黄連(去須壹兩半)
右三味以二味麤擣篩作十二服每服水三盞入冬
瓜一片擘碎同煎至一盞去滓溫服日三夜二

治消渴飲水不止小便中如脂舌乾燥渴喜飲栝樓丸
方
栝樓根(伍兩) 黄連(去須壹兩) 浮萍草(貳兩)
右三味擣羅為末用生地黄汁半盞於石臼內木杵
擣令勻再入麪糊丸如梧桐子大每服三十丸食後
臨卧牛乳湯下日三煎菖蒲湯下亦得
治消渴腸熱咽乾止煩渴生津液烏梅湯方
烏梅肉(炒貳兩) 茜根(剉壹兩) 黄芩(去黑心壹分)
葛根(剉) 人參 白茯苓(去黑皮)
甘草(炙各半兩)

《圣济总录》卷五十八乌梅汤方（国家图书馆藏）

所用的马蹄香、杏叶防风、臭灵丹、土牛膝、乌梅等治疗疟疾的单方、验方。乌梅有酸涩止泻止渴的作用。白族民间有一句谚语："吃杏遭病，吃梅接命。"说的就是梅子对于急性霍乱、痢疾的独特疗效。乌梅始载于《神农本草经》，列为中品。唐代医学家孟冼著《食疗本草》记载，用驴脂"和乌梅丸，治多年疟，未发时服三十丸"。宋代太医院《圣济总录》收载复方乌梅丸、单方、验方治咽喉肿痛等用法。明代，兰茂《滇南本草》继承前人经验，用乌梅治疗疟疾、痢疾等疾病。

臭灵丹　又名"狮子草""大黑药""山灵丹"，因有强烈的特殊臭味，且清热止咳疗效显著而得名。臭灵丹又因其叶面与烟叶相似，红河一带又称为"野腊烟"，常生长在田埂沟边、山坡树下，随处可见，它是彝族的常用药，有谚语云："家有臭灵丹，得病不出山。"说它对流行性感冒、口腔炎、扁桃体炎、腮腺炎等常见病、多发病有广泛的疗效。

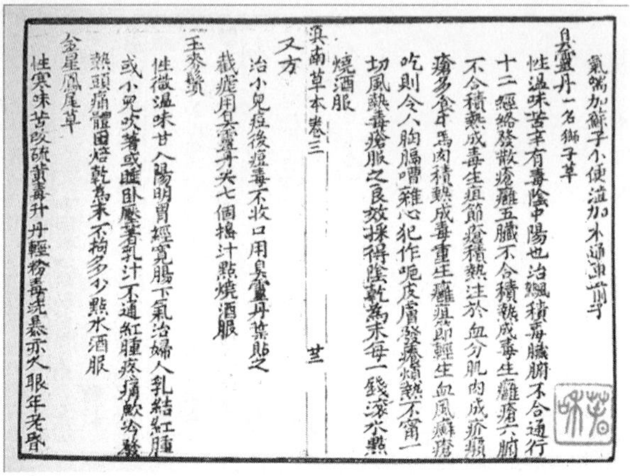
氣喘加蘇子小便澁加木通車前子
臭靈丹一名獅子草
性溫味苦辛有毒陰中陽也治風積毒臟腑不合通行
十二經絡發散瘡癰五臟不合積熱成毒生癰瘡六腑
不合積熱成毒生疽節瘡積熱注於血分肌肉成痧癩
瘡多食牛馬肉積熱成毒重生癰疽節經生血風癬瘡
吃則令人胸膈嘈雜心犯作嘔皮膚發癢煩熱不甯一
切風熱毒瘡服之良效採得陰乾為末每一錢滚水點
燒酒服
滇南草本卷三　廿
又方
治小兒痘後痘毒不收口用臭靈丹葉貼之
截瘧用臭靈丹尖七個搗汁點燒酒服
玉麥鬚
性微溫味甘入陽明胃經寬腸下氣治婦人乳結紅腫
或小兒吹著或睡卧壓著乳汁不通紅腫疼痛呻吟發
熱頭痛體困焙乾為末不拘多少點水酒服
金星鳳尾草
性寒味苦攻疏散毒升丹輕粉毒洗暴赤火眼年老昏

《滇南本草》对臭灵丹的记载（1887年版，云南省图书馆藏）

据考证，臭灵丹始载于《滇南本草》，并用于截疟，"捣汁，点烧酒服”，不拘泥于陈俗。民间多外用，捣敷治疮疖肿毒，或煎水洗，或加生姜、红糖煎水喝，防治流行性感冒。这些民族单方、验方，有的首次收载于《滇南本草》之中，有的经过医药学家发挥，有了新的用法或作用。这些探索极大地拓展了药材的来源，丰富了中医药知识体系，增强了疫病的治疗效果。

南板蓝根 又名“大叶冬蓝”“青蓝”“板蓝”“山蓝”“马蓝”等，它治疗瘟疫的记载较早。五代时的《大明本草》记载，板蓝根“治天行热毒”。云南省金平、屏边、麻栗坡、西畴、绿春、景东、景洪、勐海、盈江、潞西（今芒市）等县（市）均有分布。彝族、哈尼族等民族对板蓝的花、叶、根茎有丰富的使用经验，有的作蔬菜，有的作染料，有的作药用。药用多用于治疗温热发斑、高热头痛、大头瘟疫、丹毒、痄腮等症，与内地用于瘟疫等传染病的用法一致。药用分出了蓝实、青黛等不同的用法。青黛，又名“靛花”“青靛”，是马蓝的叶或茎叶，经过加工制得的干燥粉末或团块呈深蓝色。《医门揽要》（下卷）吸取了这些经验，用青靛配合雄黄等，治疗疔疮烦躁作渴，恶毒攻心，扩大了青黛的适应证。这些用法为后世医家所接受。清代，昆明药铺制售吹喉散、绿袍散，都加入青黛药料，治咽喉肿痛、口疮发炎。

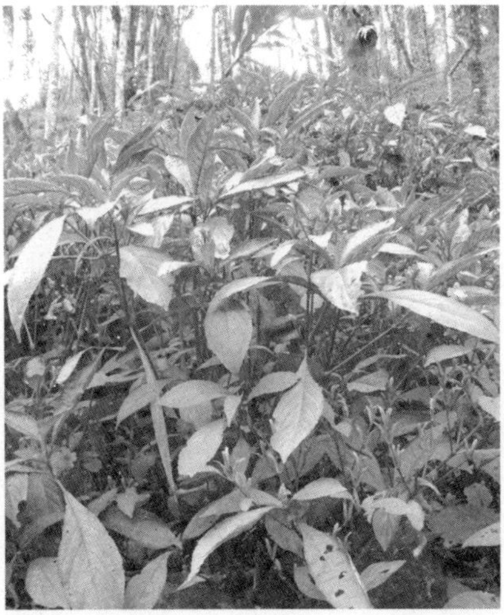
南板蓝根鲜品（杨祝庆摄）

明末，云南因天灾而成危疆

明万历末，云南苛捐杂税日重，人民挣扎在死亡线上。时任云南巡抚的沈儆炌（浙江归安人）到滇后，征剿大盗，招抚安民，发布的文檄一刻也没停止过，几乎把笔都写秃了。但是，弊蠹烦苛还是不能荡涤。天灾流行，淫雨为虐，登城一望，四野沮洳。一州一县一年的收入，少则二三十两，多的也就一二千金。比如，一户贫民之家，米少得只能数着吃，常常害怕不能糊口；一个瘦人，早餐、晚饭都难以为继，时常惧怕不能保命。因此要养活滇人之命都很困难，家破人亡的惨剧日益严重，饿死、病死的人塞满路途。有的地方粮食长期匮乏，经常发生饥饿的灾民相互蚕食的事。云南已成多凶多惧之危疆。沈儆炌向朝廷上疏，力请减除贡金，得到免减，保留了滇民余力①。

御医孙光豫治惊风

明末，昆明、嵩明、昆阳、安宁等地出现了少数医师，著名的是回乡的御医孙光豫。

孙光豫精通医术。清《康熙云南府志》记载："孙光豫，字怀坞，清愍公之孙也。博洽儒书，兼精岐黄，深得仲景之秘。明末，授太医院院判。寻解职隐居，专心利济。凡治病，无论贫富，一体视之，未尝计利。族党中有婚丧疾苦者，必竭力捐助，施仁好义，终始不渝。后年九十二岁，无疾而终。""清愍"，是孙继鲁的谥号。其祖父孙继鲁，是明嘉靖癸未（嘉靖二年，1523年）进士，曾任山西左参政、按察使、巡抚等职。明思宗崇祯年间（1628—1644年），院判是太医院所设的官名，为正五品，在院使之下，协助院使掌管皇宫医疗事务。

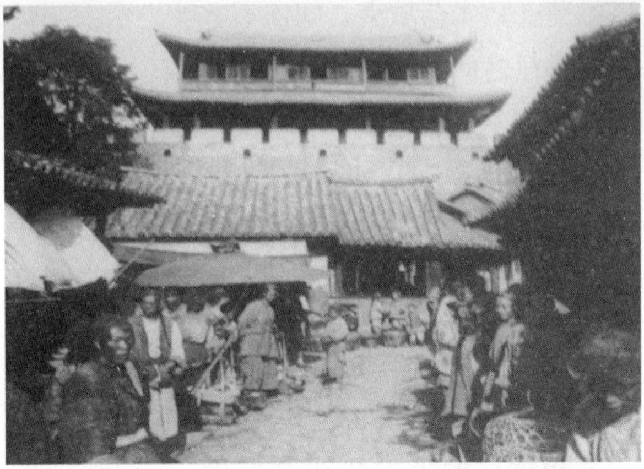

民国时期，昆明小西门内的武成路（昆明市档案馆藏）

孙光豫晚年辞官回乡，在昆明小西门内的武成路224号家中为人治病，制售婴孩丹丸（小儿救急丹）、犀角保童丸等

①沈儆炌：《请蠲贡金疏》，［清］张毓碧修，谢俨等纂，王飞虎、年四国校注：《康熙云南府志校注》，云南民族出版社，2016，第383页。

成药。小儿救急丹治疗由流行性感冒、脑脊髓膜炎、脑炎等引起的小儿急惊风症。惊风，又称“抽风”，是一种危重病。清代以来，其子孙继承医业，开设万松草堂，制售成药，一直到中华人民共和国成立之后并入公私合营昆明市药材加工厂（昆中药公司的前身）。

军医与儒医队伍扩大

明末，孙可望、李定国入滇时，就带来了“行云水师”陈凤典①，陈氏系河南新野人，得“异人”传授，有接骨神术，凡肠出骨折，苟有余息，皆能医治，甚至易骨、缝肠、割肌、拔箭镞，人皆所见，无不惊奇。

也有专治内科的“随行军医”。“随行军医”凌继皋曾往来昆明、澄江等处行医，立起沉疴，尚丹术，人称有陶弘景之风。

后来吴三桂来云南开藩，从内地带来10万多人，当中就有一些名医，专看成人病的称“大方脉科”，专看婴儿、小孩病的称“小方脉科”，还有“走方郎中”，像寓居昆明翠花街的徐大海，就背药箱，摇串铃，往走三迤，卖药行医。以后更是代有传人，名家辈出，像乾隆年间的李观，号“大可山人”，先以屡试不第弃文就武，后又以仕途偃蹇操白圭业，遭家道中落，乃卖药城南，问疾不辞劳，活人不计资。

这段时间，还有刘成琨。刘成琨，字元英，邃于医，虽官罗平学正，因与同僚不合，谢病归乡，悬壶济世，广施方药。刘成琨能闻声知病，一日于新草房为人诊治，经诊断为热证，处方拟用西瓜，因问彼家人有瓜否，家人不应，隔壁邻居便回答我家有瓜，答者原系健康之人，刘成琨闻声惊曰：“此人肺将绝矣。”立即为邻人诊视，确诊为“肺脉实绝，肺本为气主，肺绝则气绝，难以治愈”。第二天，原生病者果以食瓜痊，而隔壁无病应声者忽暴死。②

明末，瘟疫加剧明朝覆灭

明崇祯十六年（癸未，1643年）秋天，明朝首都北京瘟疫大作，患

①陈凤典：《昆明风物志》称“何凤典”，据康熙《云南府志》应为“陈凤典”。

②李孝友：《昆明风物志》，云南民族出版社，1999，第73页。

病的人胸腹部稍微胀满，生出白色的毫毛，如同羊毛一样。一天死人数千，竟然不知病名。海昌的一名书生李君某看到说："这是痧。"[1]他用针挑，血出，病随手而愈。于是，城中把病人抬来就医的，也是一天一千例，都得治愈而去。不一会儿，症状变为咳嗽，咳嗽很轻微，不到半日就死去。这时李君某已经出城了。有知情人说："这也是痧。"用前面的办法针挑，也立即痊愈了。但此法并没有普及开来。

这场瘟疫一直持续到冬天。因癸未瘟疫，致使守城的士兵锐减，极大地削弱了京师守备力量。数月后，甲申（1644年）春，李自成引清兵入城时，守城之兵，每八垛仅有一人。瘟疫祸及营兵，营兵缺额加剧了京师陷落。

第三节　清代瘟疫与昆明中药铺的兴起

大疫催生大医

清代初期，浙江槜李（今嘉兴县西南）人郭志邃见患痧的人日益增多，而医家不闻，乃殚精竭虑，探究小儿痧痘的原理，搜集古方，著成《痧胀玉衡书》三卷。清康熙十四年（1675年），《痧胀玉衡书》刊刻行世。该书序言中，王庭把他见到的京师癸未瘟疫记录在案。《痧胀玉衡书》结束了我国有痧胀之病无痧胀专论的历史，成为我国痧症类专著的鼻祖，深化了对中暑、霍乱等传染病的认识。

清康熙二十五年（1686年），江苏毗陵（今常州市）人王凯，字养吾，精于医业，擅长治疗痧症。得"深山野人"闽侯（今福州市）林森面授《痧书》，再综合古今文献，详细列举七十二种痧症，刊刻《痧症全书》三卷。《痧症全书》掘柢搜根，发前人所未发，详尽无遗，阐述了痧

①痧：中医指霍乱、中暑等急性病。古书所称干霍乱、绞肠痧、青筋、白虎、中恶等皆为痧症。江浙称"痧"，闽广称"瘴气"。滇南也称"痧"，有发痧、泥鳅痧、刮痧、捏痧、拔痧等名目。

症的病因、病理、症状、传变、诊断、鉴别、用药、调养、预后等理论与治疗技术。《痧症全书》把郭志邃的“痧胀”订立为“痧症”病名，结束了我国有痧有论无病名的历史，系统整理了清康熙之前痧症治疗经验，吸收了清代伤寒、温病、时病学科的医学理论和诊治法则，结合自己的医案，及时总结了痧症医疗知识和实践。

痧症治法逐渐为人所知。清乾隆年间，江苏无锡人沈金鳌（1717—1776年），字芊绿，号汲门，晚号尊生老人。博通经史，专攻诗文。举孝廉，屡试不售，中年以后致力于医学。对痧症害命极其注意，曾遍稽古方书上有关干霍乱等症，参以自己的见解，有所论述。看到王凯《痧症全书》详论，极为叹服。觉得未有王凯的书，痧症“如隐烟雾中”；有了王凯的书，痧症“如显日月临照中”，人们都可以认识它。再看之前自己的论述，觉得简略而不全面了。但在当时，王凯《痧症全书》流传的数量已经很稀少，很多人不知道。于是，沈金鳌在他的医学著作《沈氏尊生书》（刊于1773年）中，采辑王凯最精确的言论，编入书中。从此，痧症论治为更多医家所采用。

清末云南鼠疫暴发

鼠疫来自缅甸　据《昆明市志长编》记载，云南鼠疫是清乾隆二十八年（1763年）前由缅甸传来的。最早在永昌（保山）一带发现，后来传染开来。最厉害的是杜文秀起义到昆明失败后，鼠疫从永昌、大理、楚雄蔓延到昆明，传染到各村，甚至有全家都死亡的。昆明城中人口稠密，死亡多到数万人。当时有位老医师名方有山，不怕鼠疫传染，能治鼠疫，救活很多人。后来著有《瘟疫书》一本，由郑履恭医师木刻发行[①]。

杜文秀起义　1856年，以回族为主，彝族、傈僳族、白族、汉族等起义军攻占大理，占据滇西、滇南，到1873年被清军镇压下去。杜文秀起义持续17年，沉重地打击了清王朝在云南的统治，也极大地减少了云南人口，影响遍及云南大部分地区。

①昆明市志编纂委员会：《昆明市志长编·卷七·近代之二》，1984，第560页。

大灾之后必有大疫　杜文秀起义军人马流动广，持续时间长。军队的流动和难民的迁移，给鼠疫和疟疾等传染病提供了条件。兵灾、饥荒和瘟疫交织在一起，给百姓造成极大灾难，人口急剧下降。据统计，清道光十年（1830年）云南全省人口660万人，到光绪十年（1884年），减少到298万人，人口减少了一大半。云贵总督岑毓英给朝廷的奏折说："自军兴以来，各属久遭兵燹饥馑瘟疫，百姓死亡过半。"后来，有人统计，在近300万人的死亡中，三分之二的人是由于战乱中感染鼠疫而死亡的。杜文秀起义期间，鼠疫随军队从大理的鹤庆、蒙化（巍山）等地，传播到楚雄、昆明等地，扩散到澄江、武定、普洱地区。因鼠疫而死亡的人口达147.2万人[①]。

大疫中的中药店　云南回民起义，人口大量流动，鼠疫蔓延，遍及三迤[②]。昆明死亡或逃散者不计其数。"十着九难生，死亡十万人。"[③]当时，昆明的林氏药堂，就是因瘟疫而撤走的。据云南省中医医院原院长吴生元回忆：听上辈人说，福林堂是福建人林氏开的。原来叫林氏药堂。林氏要撤回福建去，才转让给李家。李家接手，在前面加了一个"福"字，简称"福林堂"。

1857年，昆明中药铺福林堂开设。据1955年福林堂经理李炳然回忆："我的始祖名叫李德，原籍湖北黄州人，清初贸易至滇。至六世祖李荞林，于咸丰丁巳兵燹后，昆明疾病特多，乃成立福林堂于光华街。七世祖李玉卿兼行医术。"[④]清咸丰丁巳（1857年）兵灾之后，昆明疾病特别多，于是成立福林堂，用中医药为百姓治病。疾病中，除鼠疫外，还包含霍乱、痢疾、肺结核、伤寒和副伤寒、疟疾、感染性腹泻、流行性感冒等传染病。

①李玉尚、曹树基：《咸同年间的鼠疫流行与云南人口的死亡》，清史研究，2001，第2期。

②云南省地方志编纂委员会：《云南省志·卷六十九·卫生志》，云南人民出版社，2002，第251页。

③昆明市盘龙区地方志编纂委员会：《盘龙区志》，云南人民出版社，1998，第735页。

④昆明市工商业联合会会员登记表（福林堂），出自《昆明市工商业联合会国药业会员登记表》（1955年），昆明市档案馆，档号：7-3～31-24。

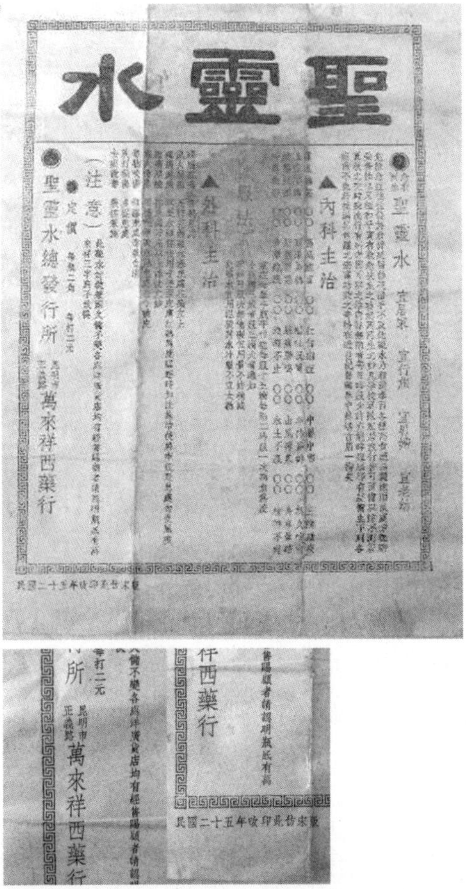

1936年，圣灵水仿单（昆中药公司档案室藏）

寅生堂、太和堂、仁安堂、保龄药室等中药铺设立。清末，昆明兵燹、饥馑和瘟疫接踵而至，人口锐减，医药需求催生中药铺出现。有一技之长的医师纷纷开设中药铺，行医兼制药，供给所需。寅生堂、太和堂、仁安堂、保龄药室等中药铺相继设立。这些中药铺，除普通疾病外，制售的防疫中成药有治霍乱的藿香正气散、痧气丸、人参败毒散，治赤白痢疾的香连丸，治久泻的乌梅丸，治伤寒和副伤寒的苏合香丸，治流行性感冒的银翘散、普济散、疏风宣和丸、复苏散、万应神曲等成药。

持久的鼠疫扩散 清末，云南鼠疫时断时续，从清乾隆三十七年（1772年）到宣统三年（1911年），前后肆虐140年。清末，鼠疫先在滇西鹤庆等县流行。清乾隆三十七年（1772年），鹤庆等县因鼠疫死亡达十余万人。清乾隆五十八年（1793年），大理凤仪鼠疫流行，师道南诗《死鼠行》描述了其惨状。他在诗中写道：

东死鼠，西死鼠，人见死鼠如见虎！鼠死不几日，人死如拆堵。

昼死人，莫问数，日色惨淡愁云护。三人行未十步多，忽死两人横截路。夜死人，不敢哭，疫鬼吐气灯摇绿。须臾风起灯忽无，人鬼尸棺暗同屋。乌啼不断，犬泣时闻。人含鬼色，鬼夺人神。白日逢人都是鬼，黄昏遇鬼反疑人！

人死满地人烟倒，人骨渐被风吹老。田禾无人收，官租向谁讨？

我欲骑天龙，上天府，呼天公，乞天母，洒天浆，散天乳，酥透九原千丈土。地下人人都活归，黄泉化作回春雨！

1856年，杜文秀起义军攻占大理，鼠疫死灰复燃，随之从大理扩散到保山、楚雄、思茅、昆明等地。造成鼠疫大流行，持续40余年不断。

清咸丰九年（1859年），昆明地区鼠疫流行，持续长达7年之久。随后，楚雄、曲靖、沾益、姚安等地鼠疫暴发。

清宣统二年（1910年），滇越铁路通车。为修筑滇越铁路，前后历时7年，总计用工约30万人，患疟疾死亡者达六七万人。滇越铁路开通，疾病传播渠道也打开了。清宣统三年（1911年），蒙自县（今蒙自市）、个旧县（今个旧市）鼠疫流行。①

传染病的隔离

隔离之法首先在昆明的慈善组织中开始试用。清光绪二十三年（1897年）秋，由慈善人士开办的慈善机构"同善堂"，在昆明丰乐街（平政街，华山西路口）修建"养疾院"，设内外科医生各1名，专门隔离和收治各省和县外的旅客，对"旅人之疾"，给药医病。"养疾院"有楼房3间、厢房18间、厅房3间、二房5间、大门1道，与旅店隔开。目的是"司事有人，办公有所，俾夫医药罔缺，饮食调和，愈则出外谋生，殁则呈明县尊存案，备棺殓埋"，不致传染。"养疾院"的资金来自王炽、杨鉴衡和杨平山等商人的集资善款。②

隔离之法接着被用于曲靖。

1898年，曲靖鼠疫再次暴发，疫情惨重，全家皆死的逾百家。为救桑梓同胞，曲靖县（今曲靖市）知名医师陈雍与同仁提出"火烧地毒"，即发动全城居民在街道路口、各家院内燃火，焚烧废弃物品以及病死者的衣物、餐具和用品，由此控制了疫情。这次"火烧地毒"，证实隔离和切断

①云南省卫生厅：《云南卫生通志》，云南科技出版社，1999，第14页。

②王媛、达彦生：《〈修建养疾院碑记〉——昆明医科大学平政校区石碑解析》，云南档案，2018，第9期，第46-47页。

传播渠道，是防疫的有效手段。

官医局和检疫所　清光绪元年（1875年），云南姚安等地鼠疫流行，一直持续不断。清光绪五年（1879年），总督刘长佑在昆明翊灵寺设官医局，内设置官医，诊视疾病。有委员1名，医士2人，由杂班中懂医的人担任，其薪水由善后局筹给。每年经费339两余钱。只开方子而不给药。求诊者不多。

同时，还设有种痘局，设立医士引种牛痘。官医局在清光绪二十五年（1899年）后，即行裁撤。

检疫所，是专门对疫病做检验、治疗的，其经费由民间人士慈善捐赠给予。附设掩埋会，承担善后事宜。

火醮会与施药公会　清代民间组织昆明火醮会，原为祭祀火神的组织。清嘉庆初年（1796年）设置，为乡贤组织的慈善机构，地点在三牌坊上街。有平瓦房铺面1间，后因年久失修，收租不多，每年只配送3~4料冷水金丹。冷水金丹，相传是道教真人张三丰的药方，由明代一直传下来。清光绪十三年（1887年），轮到王姓任会首，另行起盖，改为明楼铺面1间、后楼1厦、厨房1间、月租金增加1倍，自此，火醮会每年配送冷水金丹12料。

清代昆明防疫成药一览表

时间	疫病	成药	配制组织或个人	施送地点
清康熙年间（1662—1722年）	瘟疫	冷水金丹	昆明火蘸会	三牌坊上街
清乾隆年间（1736—1795年）	痢疾、疟疾、水泄、腹痛、瘴气等	普济散、红痧药	昆明市施药公会	三牌坊之三丰祠
清乾隆年间（1736—1795年）	痧证	万应痧气丸	利济堂	长春坊（长春路）
清嘉庆初年（1796年）—清光绪十三年（1887年）—民国二十八年（1939年）	瘟疫	冷水金丹。每年配送3～4料	昆明火醮会	三牌坊上街

续表

时间	疫病	成药	配制组织或个人	施送地点
清嘉庆初年（1796年）—清咸丰丁巳年（1857年）	瘟疫	铁砂丸	举人司昭	三牌坊之三丰祠
清道光后（1826年后）	痢疾、疟疾、水泄、腹痛、瘴气等	铁砂丸、冷水金丹、太极丸、七宝丹等	昆明市施药公会	三牌坊之三丰祠
清同治初年（1862年），灯宵变后—清光绪二十三年（1897年）	瘟疫流行	七宝如意丹、铁砂丸。每年配送七宝如意丹30料，铁砂丸40料	昆明市施药公会绅士王克省、陈泽圃	三牌坊之三丰祠
清咸同兵燹前（1857—1874年）	瘟疫	三仙丹	拜佛会	三牌坊之三丰祠
清光绪十二年九月（1886年）之后	瘟疫	三仙丹、太极丸。每年配送三仙丹60料，太极丸80料	拜佛会会友王姓	三牌坊之三丰祠
清光绪十三年（1887年）—民国二十八年（1939年）	瘟疫	冷水金丹。每年配送12料	昆明火醮会会首王姓	三牌坊上街
清光绪二十五年（1899年）—清光绪二十八年（1902年）	瘟疫流行	七宝如意丹、铁砂丸。每年配送七宝如意丹10料，铁砂丸100料	昆明市施药公会绅士王克省	三牌坊之三丰祠

数据来源：昆明市志编纂委员会《昆明市志长编·卷七·近代之二》，1984

自明初开始，大批军队和移民不断进入云南，戍边屯田，兴修水利，兴办教育，同时培养了一大批军医、民医、医官等医药人才。根据历史资料对比分析，明、清两代500多年是云南疫情高发期。云南各族人民在与瘟疫的斗争中，中医药理论和技术也得到不断发展。这一时期，中原的医药理论和技术吸收云南各民族医药经验，形成了具有云南特点的中医药技术和医药文化，在云南医药史上出现了一个高峰，产生了一批影响深远的医药著作，如明代刘寅的《伤寒脉赋》、兰茂的《滇南本草》和《医门揽要》，清代管浚的《管浚秘方》、吴其濬的《植物名实图考》、姚文藻的《痘疹经验录》、李本修的《瘟疫集要》、奚毓崧的《伤寒逆论》、曹鸿举注的《瘟疫论》和《瘟疫条辨》等。这些著作对瘟疫等传染病防治作了精辟分析，是明、清至近代云南中医防控瘟疫的重要理论来源和实践验证。

古代，云南先民们虽然不知道疟疾的直接病原，但是他们使用的古老治疟疾方法成为现代治疟的滥觞。如今，常山、青蒿等仍然是治疟的有效药物，茅草蒿子等常见植物仍然在人类战胜疾病方面有着不可忽视的贡献。明代兰茂医学与民间的治瘟措施，清代的隔离法与民间自救，都具有很高的科学认识价值和防疫价值，为后来昆明防疫积累了宝贵的知识和技术。

第四节　民国时期云南的瘟疫防控

长年累月　瘟疫肆虐

近代云南，传染病疫情在全省的总体流行水平居高不下。民国初期，云南各县尚未建立疫情上报制度，具体疫情数据难以准确掌握。直到1938年8月，云南省民政厅将疫情月报分发各县卫生专员，饬令按月上报，才开始定期统计并上报疫情。当时，规定应填报的传染病为霍乱等9种。因云南疟疾疫情长期严重，又增加疟疾和恶性疟疾，共应填报11种。

从历史档案中可知，云南各种疫情肆虐之时，全省无一地方幸免。以1944年7月中旬为例，云南全省各地报告感染伤寒117例，死亡11例；感染赤痢389例，死亡9例；天花3例，死亡1例；斑疹伤寒68例，死亡2例；流行性脑脊髓膜炎9例，死亡3例；回归热100例，死亡5例；猩红热5例，死亡2例；疟疾1007例，死亡4例。

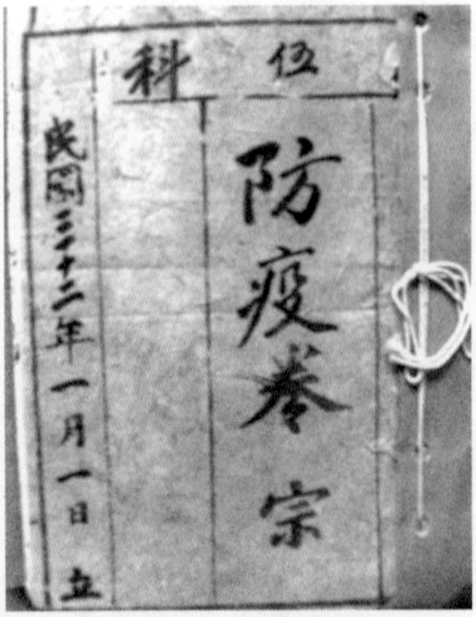

1943年1月，云南省会警察局防疫卷宗（昆明市档案馆藏）

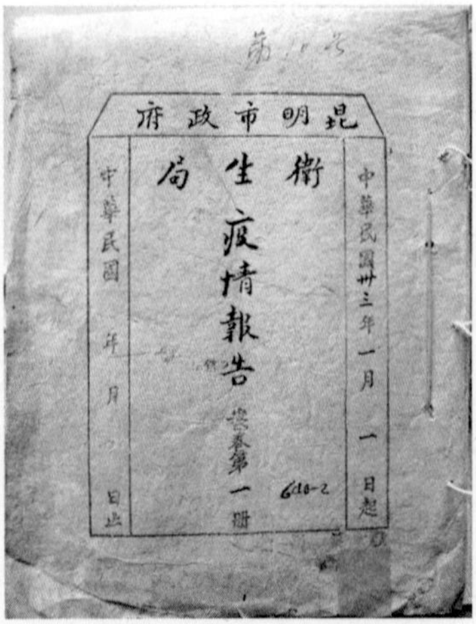

1944年1月，昆明市卫生局疫情报告封面（昆明市档案馆藏）

仅是这份1944年7月的月报数据，就可看出疟疾和赤痢患者遍布全省各县。各县报告疟疾患者少则1～2例，多为10～20例，最多为保山县（今保山市）116例，其他依次为曲靖县55例、元江县52例、峨山县31例、永胜县28例、思茅县（今思茅区）25例。赤痢感染地区比较严重的是曲靖县68例、永胜县3例、峨山县17例、保山县16例（数据来源：昆明市档案馆藏，档号：30–7–4）。其他原因造成的贫病死亡者，更是不计其数。

云南省会昆明是全省医疗卫生条件最好的地区，但在1944—1948年，每到夏季，昆明也是疫情肆虐，尤其回归热、疟疾、伤寒、斑疹伤寒、赤痢感染严重。

1918—1919年的西班牙大流感是源于美国历史上最致命的传染病，它如洪水猛兽般席卷全球，致使约10亿人感染（当时全世界总人口约17亿人），造成5000万至1亿人死亡。这次大流感也波及云南，据《云南卫生通志》记载，1918年，“大理县发生流行性感冒，一月内死亡4千人”。

从疫情月报档案看，1938—1949年，云南每年都有规模、程度不同的瘟疫流行，各种瘟疫严重危害着人民的生命健康。

中医师战斗在防疫一线

1935年春，昆明暴发伤寒传染病。得了伤寒，一阵热一阵冷，危害巨大。民间俗话说："得了伤寒，重在六七，死在八九。"就是说，六七日病情严重，到八九日就会死去了。昆明正义路318~319号的姚济药号店主姚济行医兼制药，前来看病的人拥挤不堪。在看病中，姚济不幸感染伤寒，不久病逝，为防疫献出了年轻的生命。其哥哥姚贞白接替姚济看病，总结伤寒病证，创立"姚济神效散"，主治四时感冒，六淫侵袭。

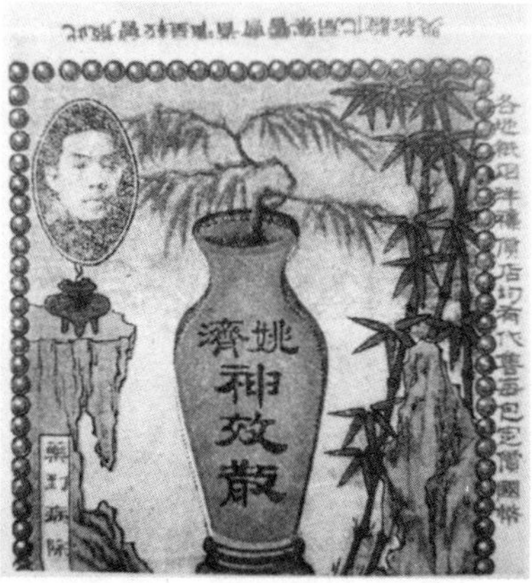

姚济神效散（姚济白提供）

1938年夏，昆明市慈善会、昆明市药材业同业公会和昆明市医师公会联合举办昆明市中医系统学特别研究班，邀请中央国医馆中医系统学主任委员、云南大理白族医学家彭承祖（号子益）任特别研究班专任教授，讲授《惟物论的系统医学》（后称《圆运动的古中医学》）。《惟物论的系统医学》是云南中医学最早的教科书，分生命宇宙篇、中医原理篇、经方用法篇、温病篇、《伤寒论》原文读法篇、《伤寒论》方解篇、杂症治法篇和时方用法篇共8篇。

在"温病篇"里，专门论述传染病（时令病）的治疗方法。彭承祖指出："温病乃时令病中最大、最多之病。……时令病有温病、湿热、暑病、霍乱、水泻、痢疾、疟疾、白喉、热伤风、秋燥、时行感冒、小儿病十二门。"继承了民国时期传染病的分类。对于温病初起，头痛身痛，先恶寒后发热，发热之后，只热不寒，精神倦怠的，彭承祖用乌梅汤、淡豆豉汤或者加减银翘散，效果较好。

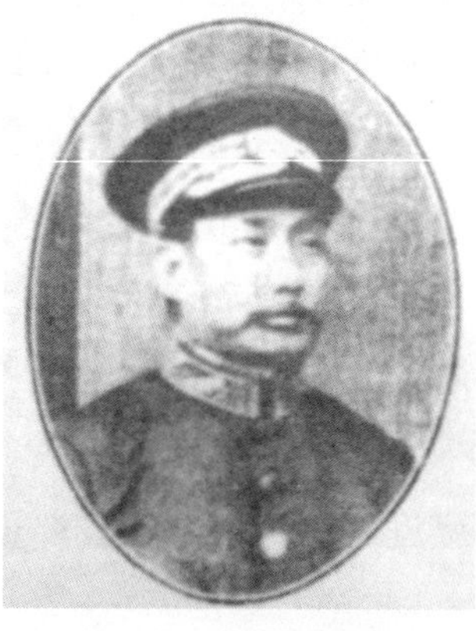
彭子益（昆明市档案馆藏）

彭承祖最擅长用家乡的乌梅创制乌梅汤治温病。“此病在荣卫也。舌无苔，脉洪大重按松软者，方用乌梅汤。肥乌梅二钱，绿薄荷一钱，黄冰糖二两。”彭子益称，“乌梅，退温疹烧热第一妙品”，是“由根本上退热”。研究班学员共80人，均为中西医医师、药师。毕业后，彭承祖的这些医疗经验，很多被学员运用到治瘟之中。

中央防疫处西迁昆明

民国时期，部分有识之士医学救国，为防疫作出了杰出贡献。1925年，湖南醴陵人汤飞凡赴美国留学，就读于哈佛大学医学院细菌学系，师从著名细菌学家秦瑟（Hans Zinsser）。他说：“当医生一辈子能治好多少人？若能发明一种预防方法却可以使亿万人不得传染病！”他在抗日战争期间和抗日战争胜利后，两次重建中国最早的生物制品机构——中央防疫处（1913年，北洋政府在北平成立中央防疫处，中国有了第一个疫苗研发生产机构，1930年迁到南京），并创建了中国最早的抗生素生产研究机构和第一个实验动物饲养场。1939年初，中央防疫处由长沙西迁至昆明西山高峣村（现云南省药物研究所所在地）。1944年9月5日，中央防疫处处长汤飞凡在高峣制造出中国第一批临床级青霉素，送英美两国鉴定，使中国成为世界公认的率先制造出青霉素（盘尼西林）的七个国家之一。云南昆明成为中国第一支青霉素的研发生产地。

就在昆明高峣这个简陋到没有自来水的“工厂”，不仅生产出中国自己的青霉素，还生产出中国自己的狂犬疫苗、白喉疫苗、牛痘疫苗，世界首支斑疹伤寒疫苗。

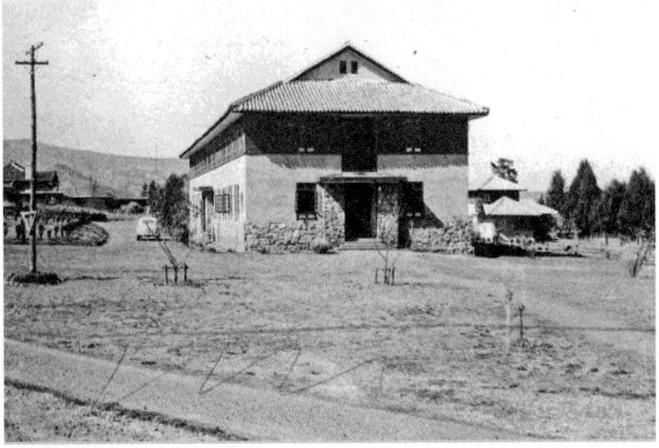

1944年，位于昆明郊区西山附近的中央防疫处的实验楼（李约瑟摄）

疫苗的研制和使用，不仅挽救了不少抗日战士的生命，还培养了赵枚等一批生物制品技术骨干，为后来建于昆明的中国医学科学院医学生物学研究所的发展奠定了基础①。

抗日战争胜利后，汤飞凡研制并生产出中国自己的卡介疫苗和丙种球蛋白，为治疗小儿支气管哮喘发挥了重要作用。

因病施策　分类应对

近代云南在防控瘟疫的斗争中，既有综合性、通用性较强的措施，又根据各种传染病的不同特点，采取不同的应对方法。

设立专门机构，防堵结合　1948年夏，保山县施甸坝鼠疫流行，流传至下关。云南全省卫生实验处紧急派员调查，指导扑灭工作。为防患于未然，昆明市政府立即成立预防鼠疫委员会，市政府拨专款用于防疫。10月，昆明碧鸡关检疫站成立，任命龚克昌为主任，带队对滇西入昆的人员、行李、货物和车辆进行消毒，对入昆人员注射预防针剂，同时对其他普通疾病进行免费救治。

沿线设卡，严格检疫　根据档案资料，云南在外省入滇和省内入昆的重要通道设立检疫站，对霍乱、鼠疫等传染病进行检疫和预防注射，由当地警察局协助检疫工作。昆明市档案馆防疫档案记载，1943年8月2日，贵州独山和都匀两县发现霍乱。贵州省卫生处接到报告后，立即上报滇黔绥靖公署。滇黔绥靖公署发出训令，饬令检疫站沿线检疫，严防扩散，警察、民政等有关部门协助检查，加强防范，并特别要求滇黔公路沿线的警察局协助进

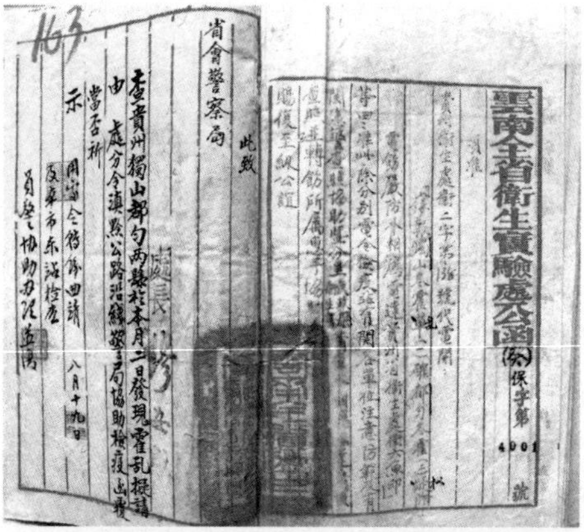
雲南全省衛生實驗處公函
保字第4001號
省會警察局
此致

1943年8月19日，云南全省卫生实验处处长缪安成给省会警察局的公函（昆明市档案馆藏）

①姚德宙：《抢占世界高技术前沿阵地，造福中国人民》，出自中共昆明高新区工委党群工作部《庆祝中国共产党成立100周年主题作品集》，2021。

行检疫。云南全省卫生实验处接到训令后，转令曲靖检疫站和昆明东站检疫站检查过往行人和车辆。8月19日，云南全省卫生实验处处长缪安成致函云南省会警察局，请求“转饬所属，惠予协助”。云南省会警察局接到训令和公函后，分别转令曲靖警察局和昆明东站警察分局，派警员协助检疫站进行检疫。

以隔离为主的麻风病、鼠疫对策　1921年，在昆明郊区建立云南第一个省级麻风病医院——昆明麻风病院，作为集中隔离和收管麻风病人的医院。麻风病医院隶属于云南全省卫生实验处，由该处所辖的昆明卫生事务所直接管理，患者口粮则由昆明市政府养济院按月供给。麻风病医院建院20多年后，因养济院本身口粮有限，而救济支出日增，致使供麻风病人的口粮初则延期，继则归于停顿。到1942年9月，因经费不足，口粮不敷，患者为饥饿所迫，偷逃出院，沿街乞讨。云南全省卫生实验处临时调剂部分经费，但难以为继。有关部门相互扯皮，一拖再拖。1943年2月，病人又出逃乞讨，引起滇黔绥靖公署注意。

昆明市档案馆防疫档案记载，1943年2月4日，滇黔绥靖公署查缉大队报告，其四郊巡查队员发现，近日有狗饭田麻风病院，因生活费高昂，该院内所发口粮不敷，竟任意将病人约50人完全放出，病人沿街乞讨。为

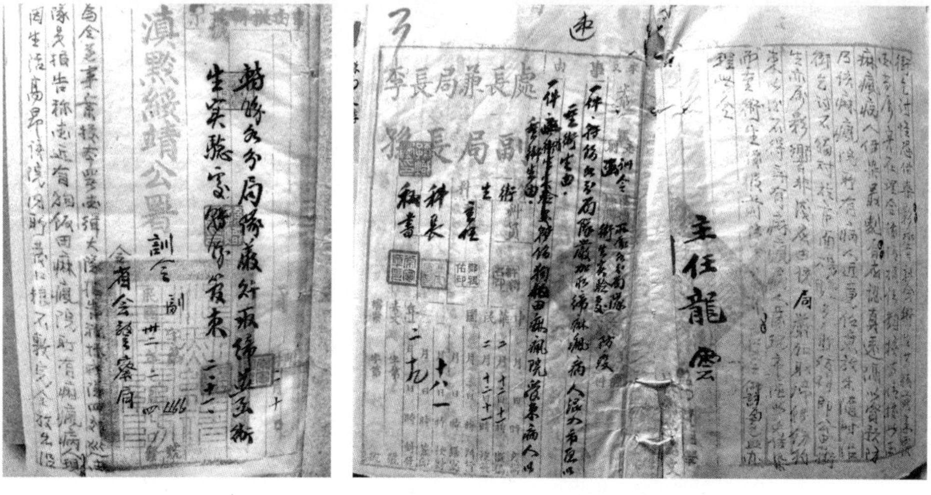
滇黔綏靖公署
訓令
主任龍雲

1943年2月，滇黔绥靖公署收管麻风病人的训令首页（昆明市档案馆藏）

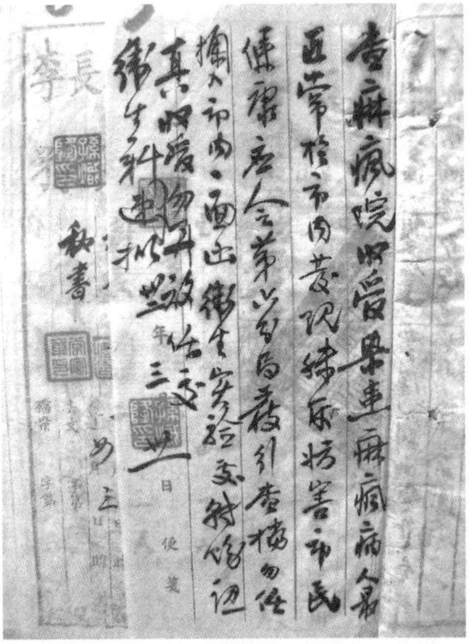

1943年3月，云南省会警察局查挡麻风病人的饬令（昆明市档案馆藏）

预防疫情扩散，滇黔绥靖公署主任龙云接到报告后，随即发出训令：“因麻风病传染最剧，自应认真远隔”，要求云南省会警察局“严加取缔，转饬约束，以后不得再有麻风病人发现于市区，以免传染”，口粮则由省财政厅拨给。另外，严令主管单位云南全省卫生实验处“认真收管，勿再放任”。根据训令要求，各警察局和麻风病医院协作行动，及时发现麻风病人并送回医院隔离收管，避免了疫病传染。

1949年8月29日，昆明市立医院报告，在本院内发现状似腺鼠疫患者，向昆明市政府建议，在郊外隔离病人。昆明市政府报请云南省政府同意，决定在碧鸡关检疫站增设隔离室，以备收容患者使用。

以清洁、消毒和打预防针为主的伤寒病对策 根据档案记载，1948年5月2日，昆明市警察局卫生科发出防疫训令称：“本市五月五日疫情报表，列有本分局警士海渭泉系罹患伤寒。查此疟为急性传染病，多系由饮食及平时不注意清洁而感染，死亡率亦高。兹拟具预防此病要点，令仰各分局转饬所属，切实办理。”为维护警员健康，训令指示各分局采取消毒措施，注意个人清洁卫生。这份训令后面附有《夏令卫生须知》，全文如下：

1. 防止传染病，随时注意清洁。
2. 不喝生水，食物餐具须用罩盖。
3. 勿吃生水做的食物或腐败食物。
4. 勿吃露售剖开瓜果及生冷食品。
5. 住室应随时用滴滴涕喷射。
6. 厕所粪便应随时清除，并用石灰石或漂白粉消毒。

7. 快打霍乱伤寒预防针。

8. 凡发现传染病患者，应作通知，隔离处理。

以消毒处理为主的回归热对策　用DDT（滴滴涕）进行消毒处理。在上述昆明市警察局卫生科训令中指示，昆明“羊市口仁本堆店有回归热患者，多为虫风而传染。由该分局速派员前往，督饬该堆店用滴滴涕消毒，以杜传染为要”。这里说的“堆店”是当时经营仓储、货运和客栈的旅店、马店，人员流动性大、密集度高，容易集中传染各种疾病。

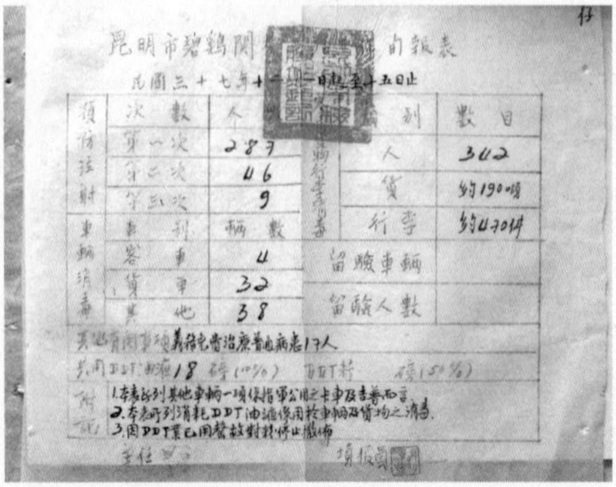
昆明市碧鸡関[illegible]旬報表

民國三十七年十二月一日起至十五日止

預防注射	次數	人數	消毒	類別	數目
	第一次	287		人	342
	第二次	46		貨	約190噸
	第三次	9		行李	約470件
車輛消毒	類別	輛數		留驗車輛	
	客車	4		留驗人數	
	貨車	32			
	其他	38			

1948年12月，昆明市碧鸡关检疫站工作旬报表（昆明市档案馆藏）

从1948年12月1日至15日的昆明市碧鸡关检疫站工作旬报表中，可见当时消毒工作之一斑：12月上旬，碧鸡关检疫站用于车辆和货物的消毒剂滴滴涕油液共18磅；预防注射3次，第一次注射287人，第二次注射46人，第三次注射9人；客商货物行李消毒342人次，约190吨货物、470件行李；车辆消毒客车4辆、货车32辆，军用、公用卡车和吉普车38辆；义务免费治疗其他病患17人。

近代云南各方面的客观条件，决定了瘟疫防控只能以中医中药主导，也因此在这方面积累了不少经验和中药良方。

清末，云南用中药治疗疟疾，取得一定疗效。据《云南卫生通志》记载，清光绪年间的中法战争（1883—1885年），腾冲知名医师刘德峻为中国军队配制“截疟追瘴丸”，对防治疟疾有良效。

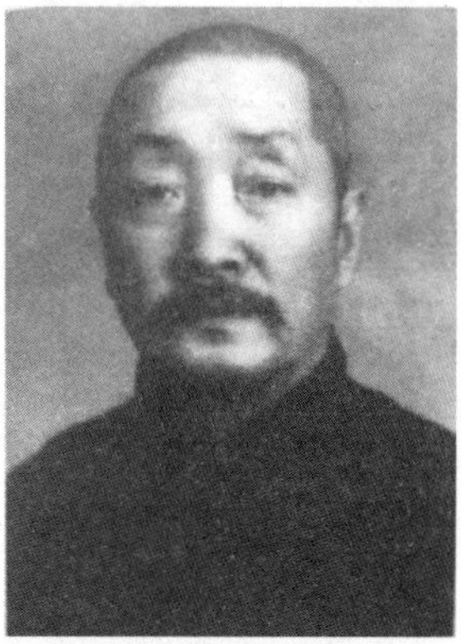
姚荫轩（姚济白提供）

20世纪20年代，昆明中医名家姚荫轩结合云南地理和气候特点，配出“桑菊银翘汤”在昆明防治瘟病。该方将清代医学家吴鞠通《温病条辨》的“银翘散”和“桑菊饮”合方改进，治疗效果显著。1922年，他又将该方改进成“桑菊银翘散”，使用更加方便，对防治流感起到了重要作用，后人称其为“东方的盘尼西林”。

据民国云南省会警察局卫生科档案记载，昆明人姚础基（号坚白），祖上四代行医，在昆明久负盛名。姚础基自幼颇得家传，后来进入云南省会警察局。他除担任警员外，“常读医药书籍，细心研究，历十年之经验，渐有进步”。1938年，他任曲靖警察局局长，当地绅士和贫民知道他精研医术，“每遇染疾，皆请开方诊治，于此开始行术”。

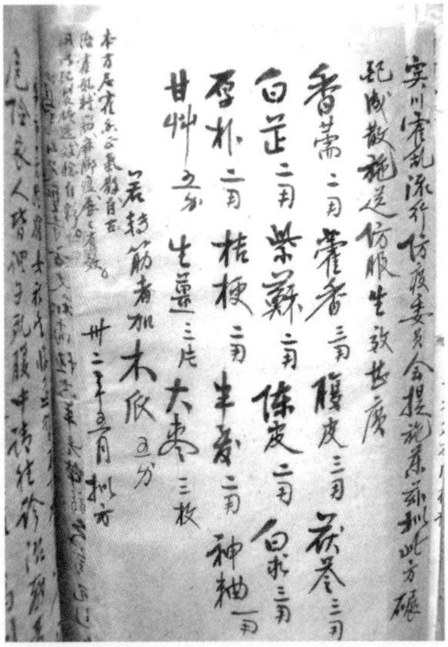

1943年5月，姚础基开出的防治宾川霍乱的处方（昆明市档案馆藏）

1943年5月，姚础基调任宾川县警察局督察员。“时值霍乱流行，蔓延甚广，经各界联合开会表决，成立防疫委员会，公推（姚础基）任常委兼医药组组长，专负医疗责任。当地中西医医生皆选为组员，负责施救事宜。”防疫委员会提出用中药救治，姚础基开出“藿香正气散”防治霍乱，免费送给民众服用，“施送防服，生效甚广”。

同年12月，姚础基回到昆明。云南省会警察局诊疗所中医主任郭体仁评价：“本方名藿香正气散，自古治霍乱、转筋、麻脚瘟，历历有效。用于配制施送，效验自彰。”因其处方适宜，救人无数，经云南省会警察局证明，向云南省中医检定委员会推荐，并免于考试，准予他取得行医执照，在昆明救治病人。

鼓励创新　贡献抗战

1930年4月26日，卫生部颁布《管理成药规则》，鼓励创制新药。抗战时期，云南积极推动战时防疫药品创制，支援抗战。1936年7月1日，云南全省卫生实验处成立，开展战时卫生防疫工作，办理成药登记化验事宜，一批新研制的中成药获得登记，支援抗战。仅省会昆明就有曲焕章制售“百宝丹”、吴仙群制售“驱瘴散”、益寿药号配制“秘制摆子膏药”、吕华斋配制“痧气灵宝丹”等新药，经依法登记，并于1938年经云南全省卫生实验处化验合格，颁给许可证，作为战时防疫药品使用，为抗战作出积极贡献。

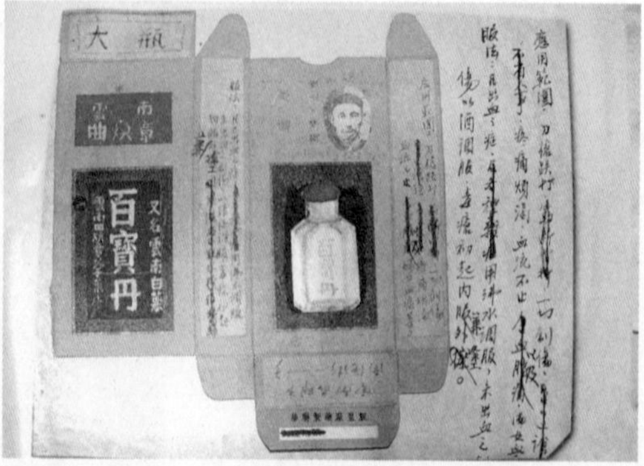

民国后期的百宝丹药盒（昆明市档案馆藏）

1941年11月，云南省转发重庆政府颁布的《奖励医药技术条例》，鼓励改进医药技术：“关于本国固有之医术药品或秘方，愿将其秘密公开，经化验试用确系功效特著者，应予奖励。”这在一定程度上促进了中医药家传验方、秘方的整理和新药研究。

体系薄弱　财物欠缺

近代云南的瘟疫防控工作艰难跋涉，虽然建立了初步的防控体系，积累了一定的经验和技术，但由于历史的局限性，全省经济实力、科技水平、医疗卫生和社会治理能力等方面总体水平低下，公共卫生系统相当薄弱，瘟疫防控能力严重不足，防控水平较低。

体系薄弱　近代云南公共卫生及瘟疫防控在相当长的时期是由警察局管理，专业能力严重不足。据《云南卫生通志》记载，清光绪三十三年（1907年），云南设立警察总局，其中巡警部门的职责之一就是管理公共卫生事务。次年，云南警察总局成立警务研究所，除负责培训局内警察业务外，还下设卫生课负责公共卫生事务，但仅有课员1人。清宣统元年（1909年）11月，省警察总局改组为警务公所，设卫生科，下设医务、医学和清洁3个股，总共编制仅4人，即科长1人、各股科员各1人，却要管理省会昆明的街道、沟渠、便所的扫除、疏浚事项，还要视察昆明城内各区清道夫的工作及渣柜、车马设置和运转情况，并承担取缔非法医药等事务。民国初期，云南先后在警察厅、民政厅设卫生专员1人，并要求各县警察局、民政局各设1名卫生专员，管理县级卫生行政事务及防疫工作，但不少县并未设卫生专员。

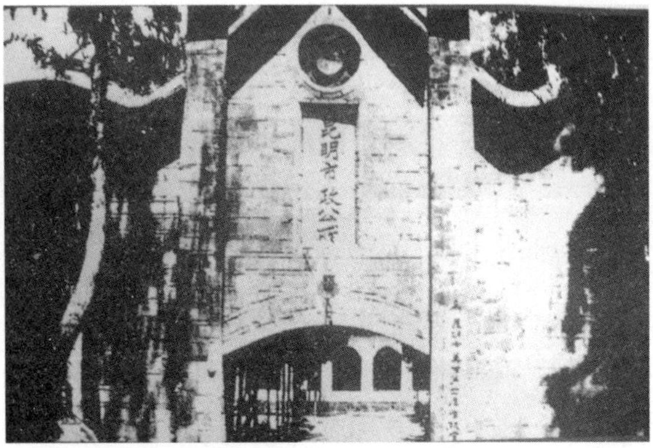
民国初期的昆明市政公所（昆明市档案馆藏）

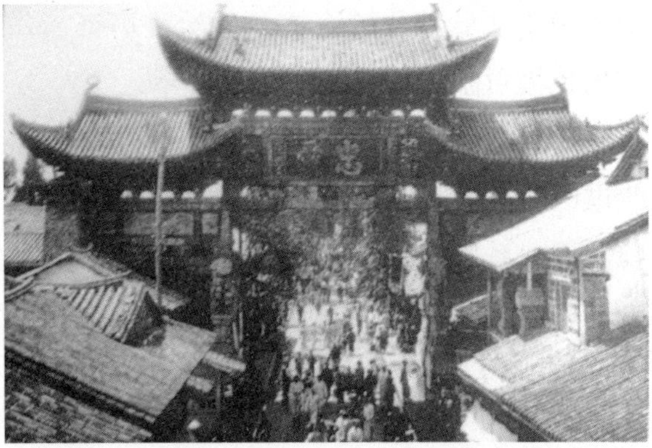
民国时期的昆明忠爱坊（昆明市档案馆藏）

后来，因思茅、普洱（今宁洱县）疟疾大暴发，省政府请求南京卫生署协助，云南省于1936年开始设立卫生实验处（1942年改称“卫生处”），负责全省卫生行政与实验研究工作。该处虽有编制20人，但除2名医师外，其余均为非专业人员。1937年，各县开始建立卫生院，统管县内卫生行政和疾病防治。但是实施情况却非常不乐观，全省医疗卫生和瘟疫防控体系极其薄弱，即使省会昆明也未能按照规定设置机构。1946年，昆明市所属的区级卫生事务所“过去未曾办理”，本年度计划先设一所。1948年2月，昆明市警察局卫生科科长陈朝觐在《昆明医疗救济计划》中说：“昆明历以地方经费所限，对建制规定之各级医疗卫生机构，均未克按照设置。”直至1949年底，省内不少县的卫生院所从未开办，或已经停办。

经费欠缺 全民族抗战爆发后，昆明市人口剧增，但超过三分之二的居民无力负担飞速上涨的医药费用，许多小康人家一旦生病，就倾家荡产沦为乞丐，甚至犯罪。据档案记载，昆明“人口剧增至三十余万人以上，其中无力负担现时之高价医药费者，约占二十五万人。故生活虽能自谋或家庭小康之人，往往一时流为乞丐，致使堕落无法拔救或铤而走险者，莫不以遭受疾病侵害，有以使然”。

因为政府投入经费不足，严重影响了瘟疫防控。据当时昆明市警察局的档案记载：“霍乱病室护理人员及设备，因经费不易筹措，拟视疫势情形临时增设……滴滴涕灭蝇，因本年度卫生处配发数量过少，以致不能做普遍实施。”

因为经费欠缺，云南省长期没有设置传染病院，各市、县卫生机构也严重残缺。当时，昆明的市属医院仅有昆明市立医院和景星镇卫生所，没有专门负责防治传染病的机构。陈朝觐向上级报告：“昆明尚无传染病院之设置，每有传染病发生，仍送各普通医院，实无法达隔离之目的。且以设备不佳，死亡率最高。”

据《昆明市政府卫生局三十五年度工作计划》，1946年之前麻风病院“仅是收容性质，缺乏医疗设备”。麻风病院病人因公粮供应欠缺，几次逃出沿街乞讨。另外，从昆明市警察局卫生科1949年实施夏季霍乱、伤寒预防注射预案来看，投入非常有限。当年4月20日至5月4日实施预防注射，给予注射队每人每日补贴餐费，总预算仅滇币348元。这对于承担30多万人免疫的注射队而言，只能算是聊胜于无。

因经费困难，云南卫生防疫体系极其薄弱。加上长期的兵荒马乱，致使1949年疟疾、鼠疫、霍乱、天花、伤寒等多种传染病在全省范围内未能得到有效控制。

第五节　中华人民共和国成立以来的防疫成就

中华人民共和国成立以来，党和国家高度重视人民生命和身体健康，制定了中西医结合、中西药并用的方针。云南中医药在重大传染病防控中发挥重大作用，成为治疗救治的一个鲜明特点。

建立防疫体系

中华人民共和国成立后，在中国共产党和各级人民政府的领导下，防疫工作受到高度重视。刚解放的云南，传染病此起彼伏，连绵不断。1950年4月，思茅专区（今普洱市）疟疾流行，凤仪、蒙化（今巍山县）鼠疫流行。1951年1月，大理天花流行；5月，滇西鼠疫再次暴发，发病1101人，死亡207人。不久，大理专员公署报告，大理地区广泛存在血吸虫病。

1950—1953年，为对付这些传染病，省、市、县级政府先后成立了昆明市预防委员会、云南省人民政府卫生处（1951年改为“卫生厅”）、省慢性病院、云南医士学校、省巡回医疗队、省疟疾防治所、省鼠疫防治所、省防疫大队、民族卫生巡回医疗队、省防疫委员会（1953年改为“爱国卫生运动委员会”）、省药物食品检验所、省厅驻普洱耿马等县疟疾防治所、昆明中医进修学校、省血吸虫病防治所、省卫生防疫站、省交通检疫所、昆明卫生学校等机构。此外，中央还将中央防疫总队第二大队派往云南，赴梁河县、盈江县工作；将西南防疫大队调来云南省工作。

这些机构组成了有力的专业技术和管理网络，为防疫提供了条件。他们以中央防疫队、西南防疫大队和民族卫生巡回医疗队等为中坚力量，深

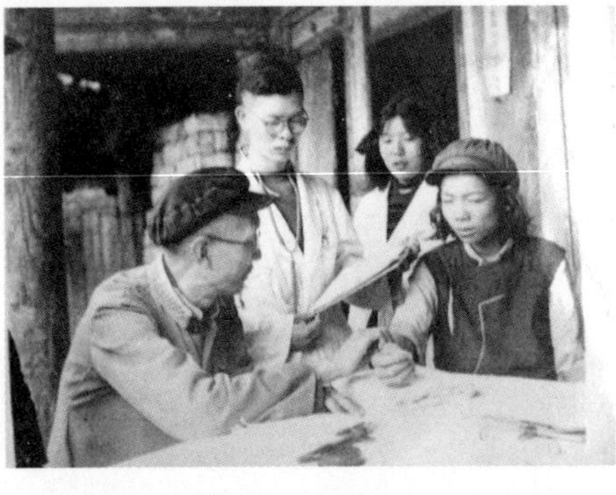

1956年6月，丽江县（今丽江市）金山乡设立血吸虫病防治站，这是中医医生在为患者看病（雷明远摄，云南省卫生防疫站档案室藏）

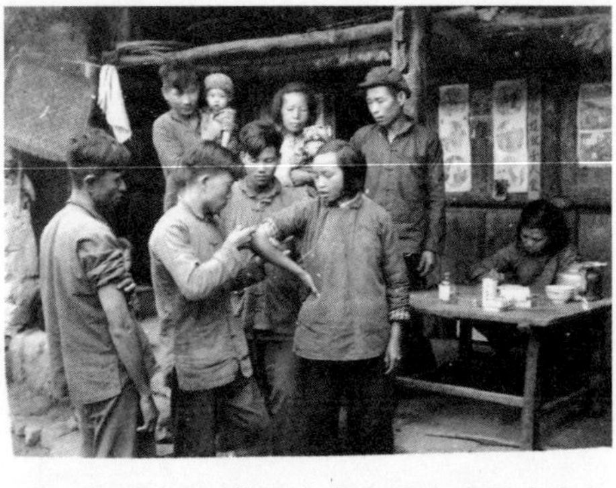

1956年7月，思茅县大寨乡的赤脚医生在为村民打预防针（刘春培摄，云南省卫生防疫站档案室藏）

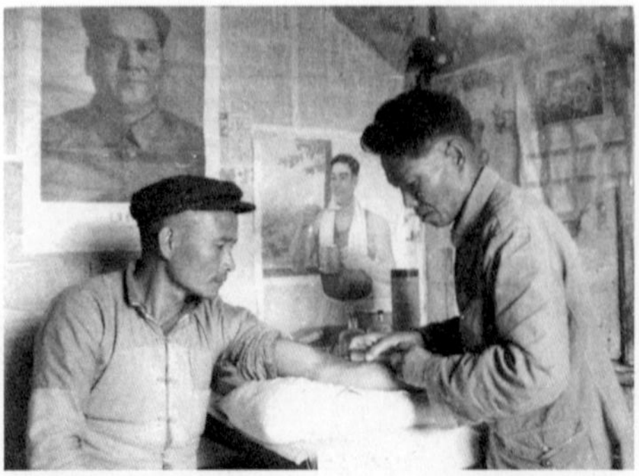

1956年7月，思茅县大寨乡的赤脚医生在为社员打针（刘春培摄，云南省卫生防疫站档案室藏）

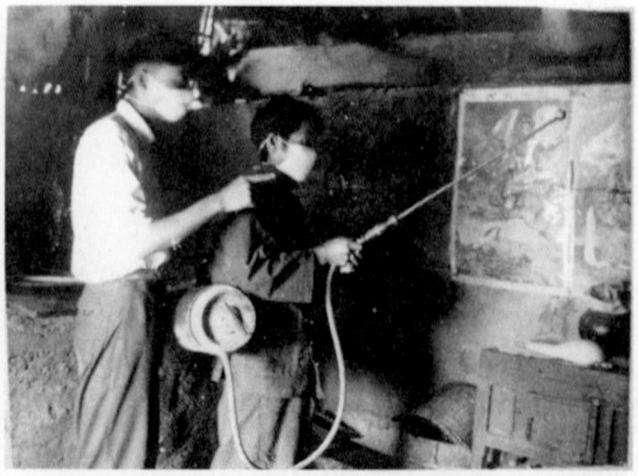

1956年7月，思茅县三家村卫生员在教村民喷灭蚊药防治疟疾（刘春培摄，云南省卫生防疫站档案室藏）

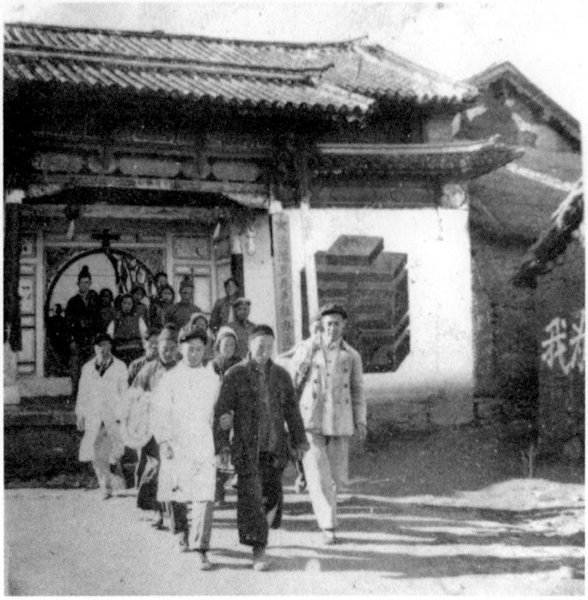

1959年，邓川县渔潭乡兆邑社办医院医生送治愈的血吸虫病人出院（刘春培摄，云南省卫生防疫站档案室藏）

入云南腹地和边疆地区，为扑灭多种地方性传染病、保障边疆人民身体健康作出了贡献。

杨富美血防得救 白族杨富美是血防得救的成功案例。杨富美是大理州剑川县沙溪乡甸头村的村民。于中华人民共和国成立前结婚，婚后因患血吸虫病而失去劳动能力，与丈夫离婚。回娘家后因无钱治病只得到山上挖草药来吃，生活艰难而寻思上吊自杀。1953年3月，云南省卫生厅在大

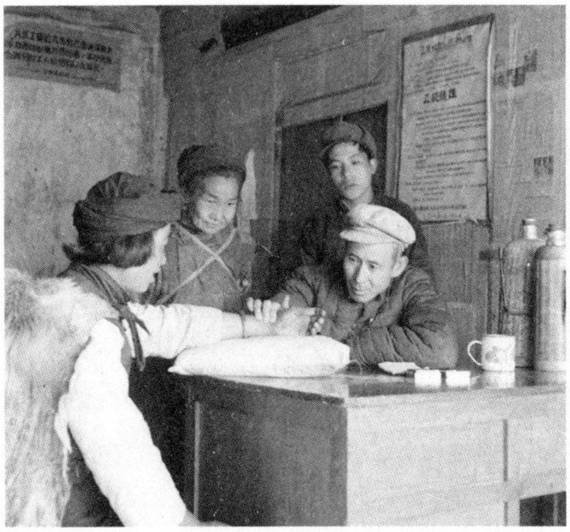
1959年，剑川县沙溪中医在为血吸虫病人看病（刘春培摄，云南省卫生防疫站档案室藏）

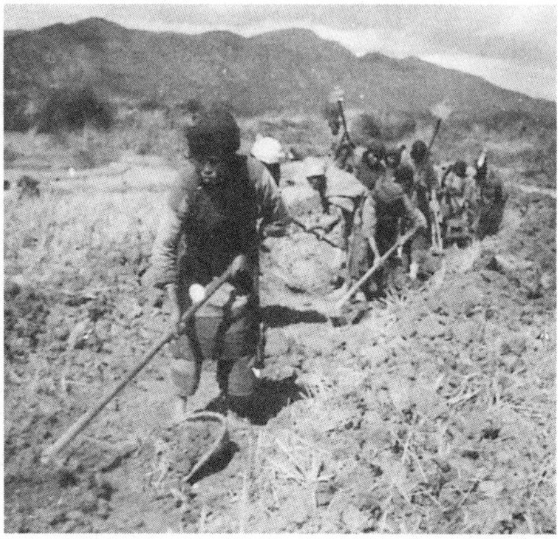
1957年，杨富美恢复了体力能使锄头挖土（刘春培摄，云南省卫生防疫站档案室藏）

理成立云南省血吸虫病防治所，举办血防干部培训班。到1957年，先后举办6期，共培养472人。学员组成几十个调查和防治组，分赴17个地州市开展调查。查出93万人为血吸虫病例，治疗病人1万余人。杨富美就是在这次防治中治愈的病人。1957年治愈后，杨富美恢复了体力，两次被评为劳动模范。杨富美说："是共产党救了我！"

抗病毒疫苗的研制

中西医各有优势，中医为抗疫作出过重大贡献，西医也同样如此。西医医学病毒学、微生物学等学科及其工业化，为消灭鼠疫、天花、脊髓灰质炎（小儿麻痹症）等疾病作出了辉煌贡献。云南中医药防疫史，离不开西医药的贡献。这里仅举几例。

汤飞凡的沙眼病原体分离与疫苗研制 抗日战争胜利后，中央防疫处部分迁往北京。1949年中华人民共和国成立后，中央防疫处由军委卫生部接管。后隶属于国家卫生部，中央防疫处更名为"卫生部生物制品研究所"。国务院任命汤飞凡为第一任所长。

1955年8月18日，汤飞凡带领技术人员，通过鸡卵黄囊培养病毒，成功分离沙眼病原体，并精巧使用抗生素，将病毒分离率提高两倍。汤凡飞

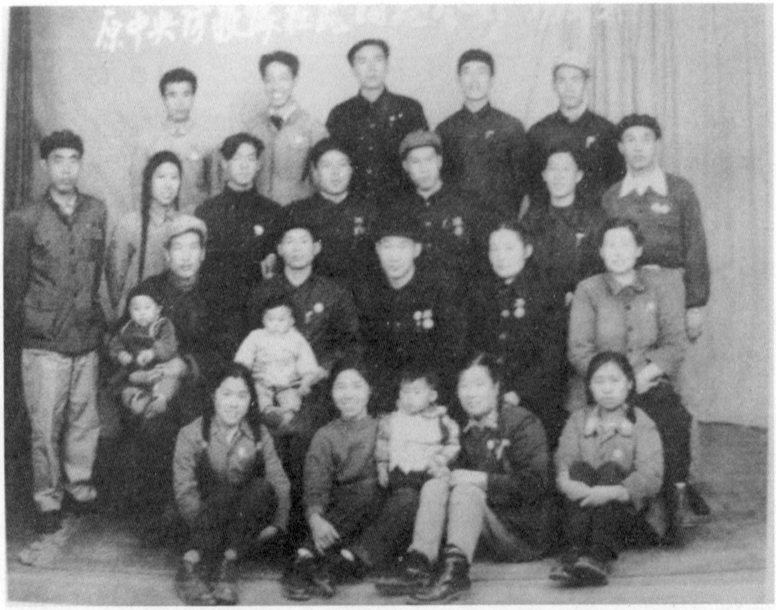

1955年，原中央防疫站在昆同志合影（云南省卫生防疫站档案室藏）

首次分离沙眼病原体，是世界上发现重要病原体的第一个中国人，彻底解决了70余年关于沙眼病原的争论（那时，人们还没认识到沙眼和鹦鹉热病原体是衣原体，是介于病毒与细菌之间的一类微生物，而认为是一种光学显微镜下可以观察到的大病毒）。

沙眼病原体的分离，证实了沙眼病原的假说，使假说变成学说。沙眼衣原体分离成功，开辟了重新研究沙眼的传染、诊断、预防、治疗及免疫等问题的新途径；也为治疗欧美各国的性病患者解决了病原问题，即除了梅毒、淋病以外还存在着由沙眼衣原体引起的男性尿道炎和女性宫颈炎。病原清楚了，治疗对策就截然不同了。

在实际应用上，沙眼病原体的分离证实了沙眼是由微生物衣原体引起的一种慢性传染性结膜、角膜炎，从而为预防提供了理论依据。注意个人卫生，不使用别人用过的毛巾、脸盆、手帕等物品，及时用开水消毒等措施，形成卫生习惯。此后，我国的沙眼发病率，从将近95%降至不到10%。

汤飞凡采取选定的牛痘“天体毒种”和他建立的乙醚杀灭杂菌的方法，能在简单条件下制造大量优质牛痘疫苗，为我国提前消灭天花奠定了基础。1961年采用汤飞凡的方法，中国成功消灭天花病毒，比世界早了16年。

顾方舟研制“糖丸” 顾方舟是浙江宁波人，1950年7月北京大学医学院医学系毕业。1951年8月，顾方舟作为中华人民共和国成立后第一批国家派往苏联的留学生，赴苏联医学科学院病毒学研究所学习，攻读病毒学副博士。1955年，江苏南通等地暴发俗称小儿麻痹症的“脊髓灰质炎”疫情，1689人突然瘫痪，其中大多数为儿童，甚至有466人因此而死亡。刚回国不久的顾方舟临危受命，开始脊髓灰质炎的研究工作。当时，苏联、美国等少数国家研制了脊髓灰质炎死疫苗和活疫苗。死疫苗安全但昂贵，活疫苗安全性不高但便宜。根据我国的情况，顾方舟判断走活疫苗的技术路线是可行的，能实现广泛接种和人群免疫，因而向卫生部写信建议。不久，他的建议得到采纳，国家成立了研究小组来研究脊髓灰质炎疫苗。

1959年，在周恩来总理的亲切关怀下，我国启动了消灭脊髓灰质炎工作。1959年1月，卫生部批准正在昆明玉案山花红洞筹建的猿猴试验站改名为“医学生物学研究所”，以此作为我国脊髓疫苗生产基地。顾方舟带领团队在中国首次分离出“脊灰”病毒，为免疫方案的制定提供了科学依据。他还主持制定了我国第一部“脊灰活疫苗制造及检定规程”，指导了我国后来20多年数十亿份疫苗的生产与检定。

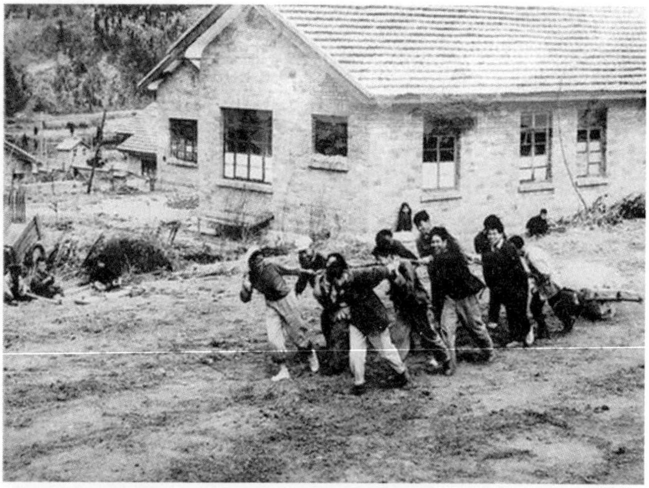

1959年，顾方舟（前排右一）在昆明与职工创建生物医学研究所，正在建设工地平整土地（中国科学报2017年5月8日第8版）

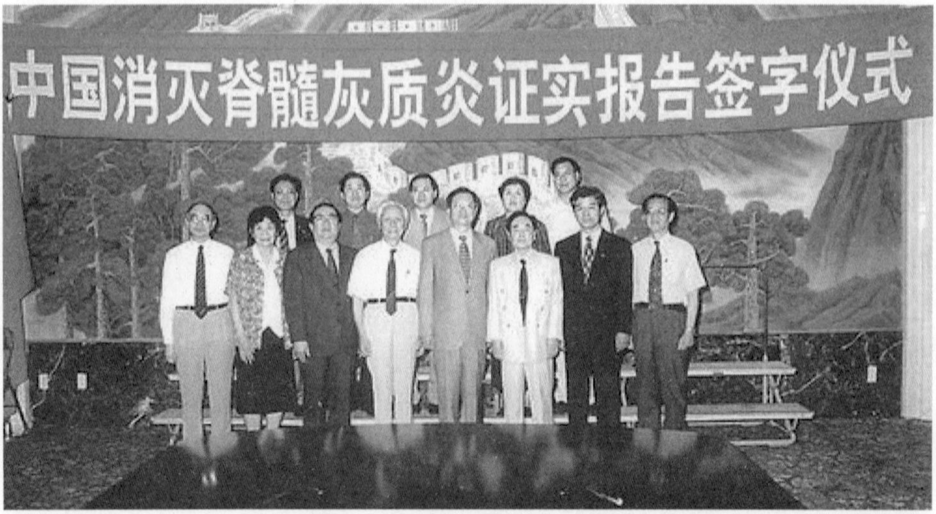

2000年，经中国国家以及世界卫生组织西太区消灭“脊灰”证实委员会证实，中国本土“脊灰”野病毒的传播已被阻断，成为无脊灰国家（《中国科学报》2017年5月8日第8版）

当时，中国还没有冷链运输，这就限制了疫苗在中小城市、农村及偏远地区的推广。为便于推广，顾方舟把需要冷链运输的液体疫苗改成固体糖丸。1962年，糖丸制成，一名儿童只需服用一粒糖丸就可以达到免疫效果，开创了世界疫苗史上的先例。

1964年，“脊灰”糖丸疫苗在全国推广，无数儿童因此免受小儿麻痹症的困扰。经过36年的持续防疫，2000年世界卫生组织宣布中国为无脊灰状态，消灭了脊髓灰质炎。

中医药会议的召开与机构的成立

在设立西医院的同时，中医药机构相继成立。1955年，云南省人民政府批准成立云南省中医医院。1958年毛泽东主席指示：“中医药学是一个伟大的宝库，应当努力发掘，加以提高。”同年，隶属于云南省卫生厅的云南中医进修学校改为云南中医学校，并成立昆明市中医院。

1959年2月16日，云南省中医中药工作会议在昆明召开，与会人员285人。云南省卫生厅副厅长张其榜讲话，要求贯彻中央中医中药会议精神，

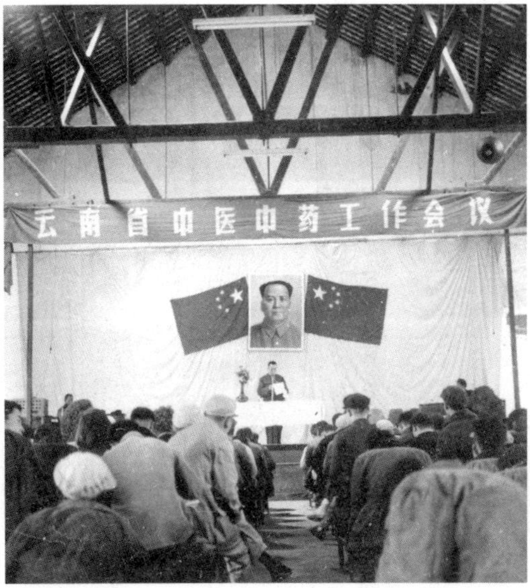

1959年2月16日，云南省卫生厅副厅长张其榜在云南中医中药工作会议上讲话（张秀民摄，云南省卫生防疫站档案室藏）

遵循“面向工农兵，预防为主，团结中西医，卫生工作与群众运动相结合”的方针，开展“除四害，讲卫生，消灭疾病”的中心工作。

1960年，云南中医学校扩建为云南中医学院。1962年初，云南中医学院面临停办危机。时逢周恩来总理视察云南，在周总理的关怀下，云南中医学院得以保留。此后，该校为本省培养了大批中医药人才，成为云南中医药的摇篮。

改善农村卫生条件

1965年，毛主席发出“六二六”指示，要求“把医疗卫生工作的重点放到农村去”，为广大农民服务，解决长期以来农村缺医少药的问题，把主要人力、物力放在一些常见病、多发病、普遍存在的病的预防和医疗上，保障人民群众的健康。为贯彻“六二六”指示，城市医生纷纷支援到农村卫生院，建立云南农村合作医疗站，指导赤脚医生，极大改善了农村卫生状况和防疫条件。

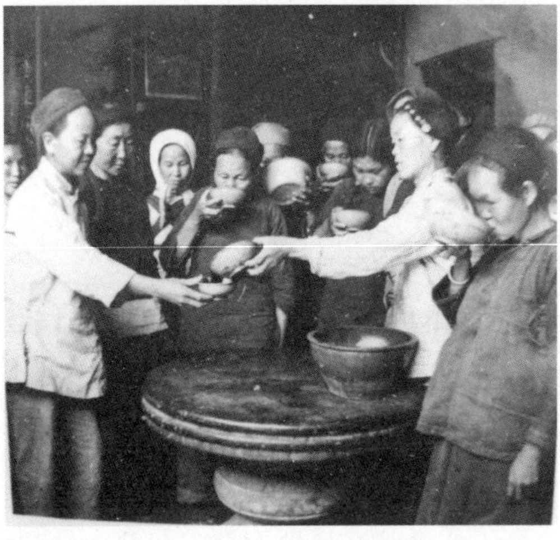
1969年，澄江县子宫脱落患者在喝大锅药（刘春培摄，云南省卫生防疫站档案室藏）

曲靖县珠街公社中所大队合作医疗站成为云南农村卫生院的典型，云南省卫生防疫站总结推广其经验。之前，医疗站“坐门开方，守门待诊”，对当地夏秋季节的痢疾等肠道传染病“只治不防，越治越忙”，结果病人增多。后来，医疗站6名医生下决心落实“预防为主”的方针，公社卫生员和大队赤脚医生开展肠道传染病调查，掌握了肠道传染病来自“四害”滋生和水源污染。于是，在大队党委的安排下，女赤脚医生张小留等人开展“两管五改”的爱国卫生运动。灭“四害”，挖水井，改私厕为公厕，改人畜合居为人畜分开，改良村道，改喝生水为喝开水，改采药为种药，做到“防患于未然，灭病于未发”，结果取得了显著成效。珠街公社党委召开现场会，在全公社推广中所大队的经验。实施5年后，珠街公社的肠道传染病显著下降，由1970年的141人，降到1974年一季度的43人。

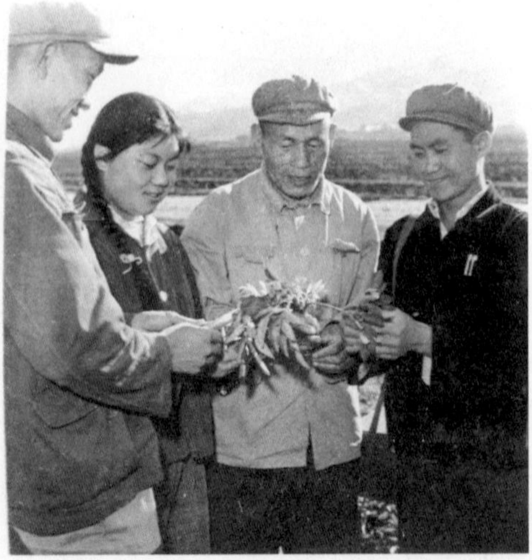

1974年，曲靖珠街公社中所大队的赤脚医生在检查自种药材“红花”的生产情况（刘春培摄，云南省卫生防疫站档案室藏）

抗疟新药的研制

为了支援越南抗美战争，减少因疟疾而减员的损失，在全国“523”办公室领导下，云南于1967年成立抗疟新药研究协作组，抽调昆明军区、云南省药物研究所等单位人员，寻找抗疟新药。云南省药物研究所与卫生部中医研究院中药研究所、山东中医药研究所等单位协作，从昆明

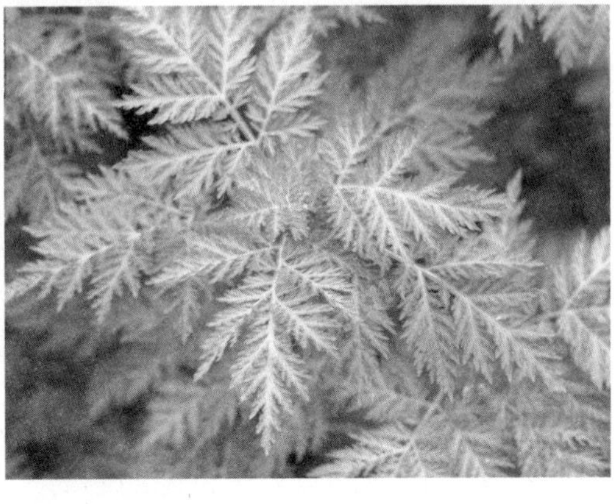

青蒿(徐晔春摄)

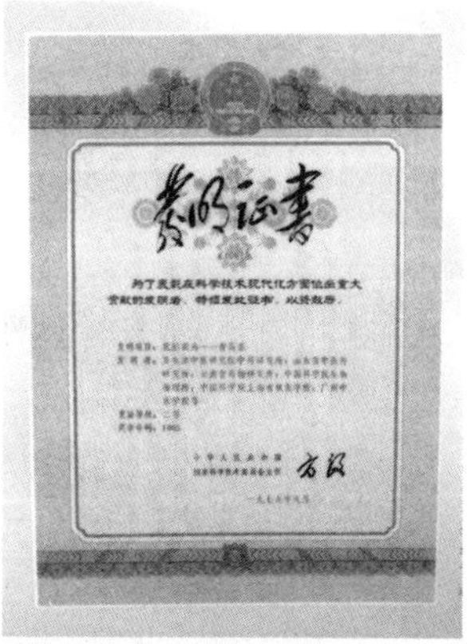

抗疟新药青蒿素发明证书
（云南省药物研究所藏）

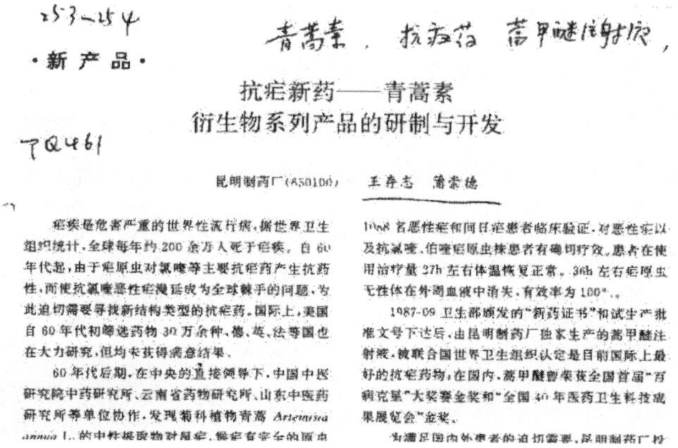

·新产品·

抗疟新药——青蒿素
衍生物系列产品的研制与开发

昆明制药厂（650106） 王存志 蒲崇德

疟疾是危害严重的世界性流行病，据世界卫生组织统计，全球每年约200余万人死于疟疾。自60年代起，由于疟原虫对氯喹等主要抗疟药产生抗药性，而使抗氯喹恶性疟蔓延成为全球棘手的问题，为此迫切需要寻找新结构类型的抗疟药。国际上，美国自60年代初筛选药物30万余种，德、英、法等国也在大力研究，但均未获得满意结果。

60年代后期，在中央的直接领导下，中国中医研究院中药研究所、云南省药物研究所、山东中医药研究所等单位协作，发现菊科植物青蒿 *Artemisia annua* L. 的中性提取物对鼠疟、猴疟有完全的原虫

1068名恶性疟和间日疟患者临床验证，对恶性疟以及抗氯喹、伯喹疟原虫株患者有确切疗效。患者在使用治疗量27h左右体温恢复正常，36h左右疟原虫无性体在外周血液中消失，有效率为100%。

1987-09卫生部颁发的"新药证书"和试生产批准文号下达后，由昆明制药厂独家生产的蒿甲醚注射液，被联合国世界卫生组织认定是目前国际上最好的抗疟药物；在国内，蒿甲醚曾荣获全国首届"百病克星"大奖赛金奖和"全国40年医药卫生科技成果展览会"金奖。

为满足国内外患者的迫切需要，昆明制药厂将

抗疟疾新药蒿甲醚论文（王存志、蒲崇德）

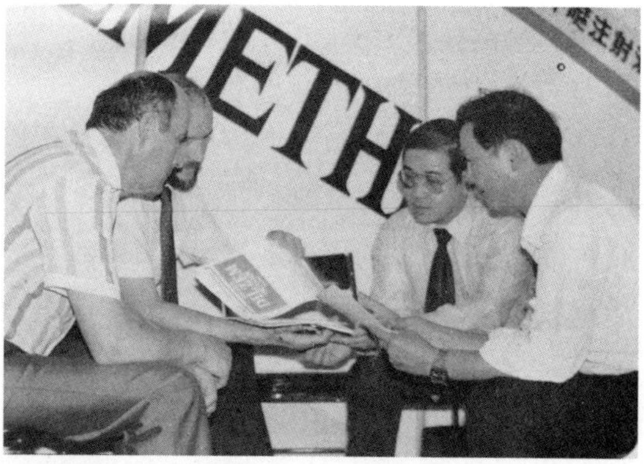

1994年，昆明制药厂总经济师张楚成（右）与外商洽谈蒿甲醚销售（昆药集团藏）

本地产中药黄花蒿（青蒿）中成功提取有效物质，并开展青蒿的化学、药理和临床研究。科学家们弄清了青蒿素的抗疟有效成分是倍半萜内脂化合物，是新型结构的抗疟物质。这一发现被誉为疟疾化疗史上继氯喹之后的又一重大突破。

青蒿素的衍生物蒿甲醚注射液，经国家医药管理局指定于1988年下半年起由昆明制药厂独家生产。1990年4月，国家主席杨尚昆出访拉美四国，把昆明制药厂生产的6万支蒿甲醚注射液作为增进两国人民友谊的珍贵礼品，赠送给巴西总统科洛尔。12月，经巴西政府特许，蒿甲醚注射液50万支首批出口巴西。

1992年2月26日，云南省人民政府访越代表团在和志强省长的率领下访问越南，代表云南人民将昆明制药厂生产的两箱蒿甲醚注射液，赠送给越南部长会议副主席陈德良。和省长说："30多年前，我们两国总理看到

边境地区疟疾流行，都很关心这个问题。现在，我们云南昆明制药厂生产出一种高效速效的抗疟新药蒿甲醚注射液，使用效果非常好。这次，我们带来了两箱送给副主席。”陈德良副主席紧紧握住和省长的手，面带微笑，连声说：“谢谢，非常感谢！”

中西药并用

云南防疫重视中西药并用。1956年，在滇西血吸虫病防治中，昆明知名医师诸葛连祥与西医师合作，创制了“开门净腑丸”“消水丹”和“黄芪防己汤”。这些药物用于367例晚期血吸虫性肝矽化腹水治疗，取得很好的疗效。

昆明知名医师胡崇智擅长中西医结合治疗。他在云南省人民医院工作，先后与院内医师周以敏、向方兴、于兰馥等人合作，诊治急性传染性脊髓炎等疾病取得良好的效果。

保山地区1973年流行乙型脑炎，当地西医对此无有效药物。昆明中医师耿天相赶赴保山，长时间生活在病房中，观察和研究患儿症状，终于弄清乙型脑炎多为湿胜于热的病证。他对症下药，提高了疗效。

民间医生就地取材，用本地中草药治疗地方病。富宁县用棕树根治疗子宫脱落；楚雄州用苦楝子、苦楝皮治疗钩虫病、蛔虫病；临沧等地用鸡血藤膏、益母草治疗闭经，用茵陈治疗肝炎；大理用槟榔、大枣、女金丹等治疗血吸虫病和妇科病，都取得显著疗效。

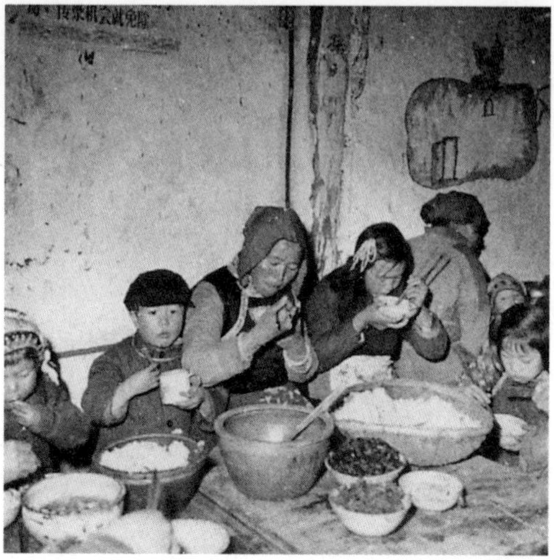

1959年，昆明市官渡区后所村公共食堂推行公筷就餐（张秀民摄，云南省卫生防疫站档案室藏）

1968年的大流感波及云南。1969—1975年，云南省流感患病率逐年升高，1975年的流感患病率为5180.41/10万，达到云南历史上最高水平。仅富宁县、广南县1970年的流感病例就达6万人，死亡840人。其中广南县流感发病人数36995人，死亡429人。广西省南宁市医药站闻讯后，连夜将药品送往广南县。送去青霉素针9.9万支、磺胺嘧啶1.4万板、安乃近2.4万片，疫情得以控制。

1976年8月，云南省卫生防疫站制定《云南流感防治方案》，并决定成立省流感防治协作组，分为5个协作片，即滇东片、滇南片、滇西北片、滇西片和滇中片，各自开展流感调查防治和研究工作。次年，开展流感病原学监测和血清学监测，为预防预报流感提供了科学依据。

大锅药防疫

1978年，云南省开始生产流感疫苗，在省内使用。同时，针对流感主要袭击大中学生的特点，采用云南少数民族的防疫药南板蓝根等药材，熬制大锅药服用，及时控制了疫情。

在这次流感防控中，南板蓝根再次发挥了有效作用。前面讲过，明代兰茂、清代昆明的中药铺都利用青黛（南板蓝的茎叶粉末）来清热解毒、凉血，收到显著的效果。云南省卫生防疫站这次继续采用南板蓝根解除瘟毒，继承了云南民族传统用药经验。

支援军需及友好邻邦

1979年1月27日，商业部、国家医药管理局发布命令，由“云南省医药公司供应解决总后勤部一批急需药品”：“黄连素片500万片（供应广州军区400万片、新疆军区100万片），卡那霉素针5万支，大输液3万袋，来苏尔50吨（供昆明军区）。”省医药公司坚决执行命令，千方百计组织供应，使一大批药品在2月17日对越自卫反击战打响之前到位。据统计，共组织中西药品、医疗器械近600个品种，2000多吨，保证了作战需要。

支援老挝、缅甸紧缺药品。1979年6月21日，中共云南省委批准成立云南省医药管理局，负责组织军需民用药品生产和供应，协调援外药品事宜。应周边友好国家请求，云南省委和省政府外事部门联络，云南省医药管理局组织安排，供应化验试剂、麻醉药品、血清制品等当地紧缺物资，支援友好邻邦。

昆明中成药抗击“非典”

2003年3月起暴发的“非典”，中国内地是重灾区。昆明生产清热解毒药板蓝根、黄芩、臭灵丹等及其制剂，如板蓝清热颗粒、板蓝根颗粒（片、冲剂）、银芩胶囊等，在抗击“非典”中发挥了积极作用。“中华老字号”企业、中国非物质文化遗产“昆中药传统中药制剂”生产保护单位昆中药公司紧急生产感冒消炎片、板蓝清热颗粒等药品，于5月捐赠给北京市接受救灾捐赠事务管理中心价值118.8万元的感冒消炎片，捐赠给广州“非典”一线的医务工作者价值80万元的感冒消炎片，捐赠给河南省红十字会价值50万元的感冒消炎片，捐赠给南宁市人民政府用来抗击“非典”价值40.392万元的感冒消炎片，捐赠给江西省九江市医药管理局价值12.87万元的药品，捐赠给昆明市“非典”防治指挥部价值30.02万元的药品。先后捐赠332万余元的药品，为夺取抗“非典”战役的最后胜利发挥了有效的防治作用。8月，获得中共昆明市委和市人民政府颁发的“抗击非典先进集体”奖杯。

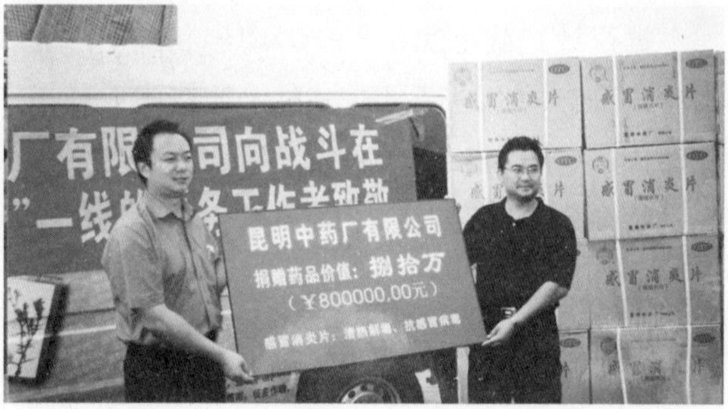
厂有限公司向战斗在
昆明中药厂有限公司
捐赠药品价值：捌拾万
（￥800000.00元）
感冒消炎片
2003年5月，昆中药向广州中山医科大学附属第三医院捐赠药品（昆中药公司档案室藏）

2008年5月12日，四川汶川发生特大地震灾害，昆中药公司义不容辞地加入这场救助灾区的战斗中，捐款捐物，缓解灾区人民的痛苦。16日，该公司与昆药集团和贝克诺顿公司一起为灾区捐赠165万元的药品。企业的捐药善举，受到媒体和云南省红十字会的赞扬和肯定。

2013年3月底，国外多个国家和地区暴发流感和人感染禽流感。我国上海和安徽两地也发现一种新型的人感染禽流感病毒H7N9。为做好防范工作，国家中医药管理局突发公共事件中医药应急专家委员会和中国中医科学院中医临床基础医学研究所组织“中医药防控人感染H7N9禽流感学术研讨会”暨《流行性感冒与人感染禽流感诊疗及防控技术指南》编委会会议。百余名中西医临床专家、病毒学专家、流行病学专家、药学专家参与了这次会议。昆明生产的板蓝清热颗粒和感冒消炎片因具有一定的疗效优势，而载入《流行性感冒与人感染禽流感诊疗及防控技术指南》。

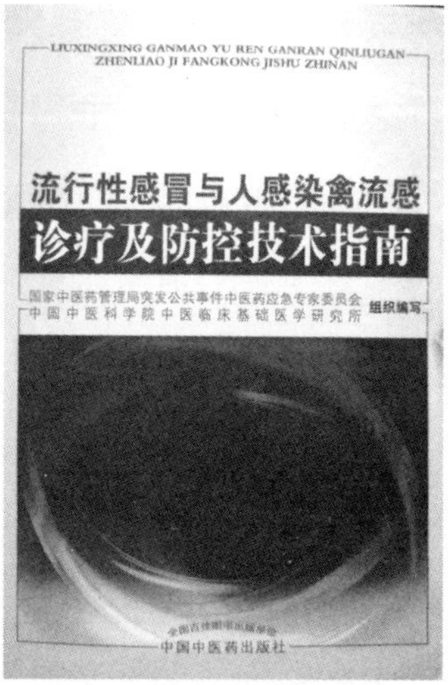

《流行性感冒与人感染禽流感诊疗及防控技术指南》书影（昆中药公司档案室藏）

据统计，截至2013年，云南创制或生产的治疗传染病的中成药已达66种。这些中成药治疗范围广，靶谱较宽，涵盖细菌性传染病、病毒性传染病、寄生虫病传染病和自然疫源性传染病四大类，在全国传染病防治中别具一格。

改天换地　日新月异

中华人民共和国成立后，云南的传染病防控工作发生了翻天覆地的巨变，中国共产党和人民政府把人民生命健康放在突出位置，建立健全了公共卫生与防疫体系。云南刚刚解放，就于1950年5月成立昆明市人民政府卫生局，6月成立云南省人民政府卫生处，1953年4月成立云南省卫生防疫站，公共卫生和防疫网络遍布全省，瘟疫防控体系日臻完善，防控水平和能力飞跃发展，防控模式从被动、消极、临时性防疫变为主动、积极、持续性抗疫，公共卫生和传染病防控能力获得前所未有的提高。1956年后，云南相继消灭了鼠疫、天花、回归热等传染病，最大限度地防止了霍乱，疟疾发病率也大为降低。1967年，云南成立“523”办公室，启动研发新的抗疟药。1973年，云南医药工作者从本地产大头黄花蒿中提取“黄蒿素”（苦蒿素结晶Ⅲ），为后来的青蒿素和蒿甲醚的创制和生产奠定了基础。

2015年，屠呦呦因青蒿素抗疟研究的杰出贡献而获得诺贝尔生理学或医学奖，中医药宝库的珠玉为世人所称赞。

经过70年的不断探索，建立健全了覆盖云南全省各地的卫生与防疫体系，防疫能力大为提高。从预防、治疗到康复，云南中医药全面参与，独特的植物资源和疗效优势不断彰显，创造了辉煌灿烂的抗疫业绩。

新冠肺炎暴发以来云南的中医药防控

2020年，新冠肺炎疫情暴发以来，云南省迅速派出疾控人员到国家疾控中心学习，第一时间具备了病毒核酸检测、病毒分离培养、全基因组测序能力，掌握了新冠病毒基因检测技术，并研究制定了疫情防控救治方案和医疗救治方案，明确了救治路径。2020年1月21日，云南首例新冠肺炎病例在昆明确诊。

云南省委和省政府及时召开全省疫情防控视频会议，安排部署救治专家、药品、设备等应急准备工作。安排资金1.88亿元，紧急采购了75辆负压救护车、60辆监护型救护车、49个负压担架和8.8万份新型冠状病毒核酸检测试剂等紧缺物资设备。成立了省、州（市）、县（区）三级医疗救治组136个。各级医疗卫生机构迅速组建专家组，全面加强预检分诊和发热门诊医疗力量。对全省发热门诊从430所调整至200所，将定点救治医院从134所调整至117所，进一步优化了设置，整合了资源，保证了救治率和治愈率。

同时，积极发挥中医药优势，强化中西医结合，发挥中医药、民族医药的独特作用。云南省卫生健康委根据国家卫生健康委的通知，组织制定了《云南省新型冠状病毒感染的肺炎中医药防治方案（试行）》，及时指导用药和预防。方案指出，新冠肺炎属于中医疫病范畴，病因为感受疫疠之气，病位在肺，基本病机特点为“湿、热、毒、瘀”。各地医师可按临床表现，分别给予麻杏薏甘汤（麻杏石甘汤）、升降散、达原饮、银翘散、宣白承气汤、黄连解毒汤、解毒活血汤、四逆加人参汤、安宫牛黄丸和紫雪散等治疗。

2月1日，云南中医药大学、云南省中医药学会组织防治新型冠状病毒感染肺炎中医药专家组，参照国家卫生健康委员会、国家中医药管理局和云南省卫生健康委防治方案，结合云南地处高原与春燥气候特点，制定《防控新型冠状病毒感染肺炎中成药使用建议》，为临床工作者和广大民众防控新型冠状病毒感染肺炎使用中成药提供参考。该建议提出了藿香正气颗粒、保济丸、桑菊银翘散、清肺化痰丸、通宣理肺片、补中益气丸、附子理中丸、参苓健脾胃颗粒、香砂平胃颗粒等中成药在防控新型冠状病毒感染肺炎中可酌情使用。

云南的中医医师与西医医生一起，响应省委和省政府号令，全省卫生健康系统主动取消春节休假，尽锐出击，全力支援湖北和武汉。昆中药公司、云南白药集团、腾药制药公司等企业及时复工，加班加点生产，向湖北和武汉提供口罩和药品。通过云南省红十字会，向战役一线捐赠药品和物资。

通过中西医结合，综合施策，云南全省新冠肺炎治愈率达98.85%。2月21日，云南全省确诊病例达到174例峰值，此后，连续实现零新增。到3月14日，云南省在院新冠肺炎确诊病例全部出院，疑似病例实现“清零”，全省疫情防控取得阶段性成效。在目前的新冠肺炎人民战争、阻击战、防控战中，云南中医药技术表现出色，再一次彰显出安全性好、可及

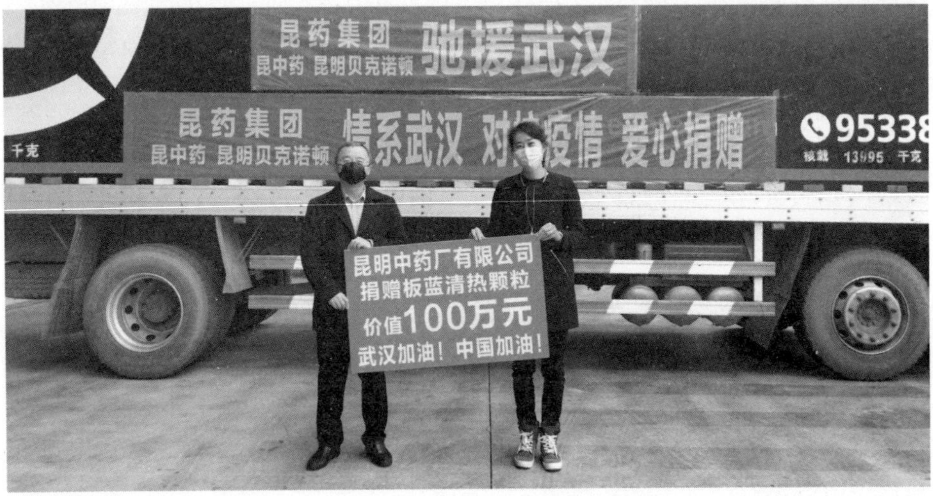
昆药集团
昆中药 昆明贝克诺顿
驰援武汉
昆药集团
昆中药 昆明贝克诺顿
爱心捐赠
昆明中药厂有限公司
捐赠板蓝清热颗粒
价值100万元
武汉加油！中国加油！

昆中药公司党委书记金凌（左）代表公司捐药（昆中药公司档案室藏）

性好的特色和优势；同时提升了中医药参与新发突发传染病防治和公共卫生事件的应急处置能力。

云南中医药防疫史的意义与启示

从明清时期的炉烟瘴疟、芸香草煎服，再到现代从植物中提取制为注射剂，云南对药物的使用更加精准而有效。人类的认识总是从间接到直接，从感性再到理性，一步步地前进，一步步地精准的。数百年前，云南先民们虽然不能知道疟疾的直接病原，直到1894年英国人罗斯才揭示了蚊子传播了人类的疟原虫，但是他们已知道了本病的间接关系，并及时加以利用。云南先民们的古老治法，成为现代治疟的滥觞。如今，常山、青蒿等仍然是治疟的有效药物。

有趣的是，虽然利用方式变了，但人们使用的植物来源变化不大。茅草蒿子等奇花异草，仍然是人类战胜疾病的主要来源。青蒿素的成功研究，使屠呦呦荣获诺贝尔生物学或医学奖，为植物药抗疫指明了方向。更多的植物奥秘，仍然有待人类去认识、研究和揭示。

进入近代，云南中医药在治病和卫生防疫上，有着丰富的经验和别具一格的技术。在中国科技史和文明史上，创造了辉煌的成就，作出了重大的贡献。但是由于我国长期处于封建社会，生产力落后，科学技术受古代王权主义及宗教迷信影响甚深，技艺遭受压制；尤其近代我国沦为半殖民地半封建社会，在政治、经济、文化上受帝国主义侵略与摧残，使云南中医药和卫生防疫受到严重阻碍。

中华人民共和国成立以来，中国共产党领导和社会主义制度优势，在卫生医疗上得到了扎扎实实的实践，取得了前所未有的成就。遵照毛泽东“中医药学是一个伟大的宝库，应当努力发掘，加以提高”的指示，全省中医药工作者与社会各界继承和发扬祖国医学遗产，整理研究老中医、老药工和民族医药知识和技术，空前提高了云南省中医药和卫生防疫能力。历史启示我们：传统医药不能丢，现代研究不可少。再凶险的瘟疫，最终都是我们能够战胜的。

第三章　昆中药传统中药制剂防疫药品

截至2020年12月底，非物质文化遗产“昆中药传统中药制剂”防疫药品共有26个品种（含现代中药）。分为两类：细菌性传染病用药和病毒性传染病用药。其中，细菌性传染病用药4个品种，病毒性传染病用药22个品种（跨病种药不重计）。

一、细菌性传染病

（1）痢疾。有止泻利颗粒、葛根芩连片*。

（2）肺结核。有白及颗粒、白及糖浆。

二、病毒性传染病

（1）病毒性肝炎。有乙肝扶正胶囊。

（2）流行性感冒。有感冒疏风丸（片、颗粒）、小儿感冒颗粒、梅苏颗粒、清肺化痰丸（大蜜丸、小蜜丸）、口咽清丸（阮氏上清丸）、桑菊银翘散、感冒消炎片、止咳丸（胶囊）、板蓝清热颗粒、参苏丸。

（3）严重急性呼吸综合征（SARS）。有板蓝清热颗粒*、苦胆草片、龙胆泻肝片。

（4）甲型H1N1流感。除上述普通流行性感冒药外，还有蒲公英颗粒、银翘解毒片、桑菊感冒片、羚翘解毒片、藿香正气丸（颗粒）、葛根芩连片*。

（5）人感染H7N9禽流感。以银翘、大黄、甘草和臭灵丹为主的桑菊银翘散*、银翘解毒片*、桑菊感冒片*、羚翘解毒片*、感冒消炎片*。板蓝清热颗粒*、参苏丸*。

（6）新冠肺炎。有藿香正气丸（颗粒）*、桑菊银翘散*、板蓝清热颗粒*、清肺化痰丸*、止咳丸（胶囊）*、桑菊感冒片*、银翘解毒片*、通宣理肺片（颗粒）、补中益气丸、参苓健脾胃颗粒、香砂平胃颗粒、桂附理中丸。

2020年2月1日，云南省中医药大学和云南省中医药学会制定《防控新型冠状病毒感染肺炎中成药使用建议》，"昆中药传统中药制剂"防疫药品有藿香正气丸（颗粒）等15个品种（含不同剂型）收载其中。

第一节　细菌性传染病中成药

一、痢疾

药品名称	止泻利颗粒
药物组成	钻地风、金银花、杨梅根、山楂。
功能主治	解毒消食，收敛止泻。用于湿热泄泻，痢疾，久泻，久痢，伤食泄泻等。
方解	方中钻地风性凉味淡，长于清热化湿，为君药。金银花甘寒，善于清热解毒，凉血止痢，可助君药之力，为臣药。杨梅根和胃清食，止泻止痢，山楂消食导滞，共为佐药。诸药合用，共奏收敛止泻，清热消食之功。
临床应用	1. **泄泻**。胃肠湿热所致大便稀软，甚则如稀水样，次数明显增加，气味酸腐臭，或完谷不化，伴腹痛，恶心呕吐，不思饮食，口干渴；肠炎见上述证候者。 2. **痢疾**。饮食不洁，湿热邪毒壅滞大肠所致大便脓血，里急后重，腹痛，肛门灼热；痢疾见上述证候者。
药理毒理	本品有止泻、抗炎、抗菌、免疫调节等作用。 1. **止泻**。投止泻冲剂（止泻利颗粒），每次1包，口服每日3次，服药第1天大便次数从原来的日行6～7次减为3次，续服1天则泻止，腹痛及伴随症状消失，大便常规转阴性，血常规正常［寸淑芬，冯跃.止泻冲剂治疗泄泻临床观察[J].云南中医杂志，1992（02）：22-23.］。 2. **抗炎**。钻地风挥发油在剂量为1～2μL/只时外用可以显著抑制佛波酯醇或二甲苯诱导的小鼠耳肿胀（$P<0.01$），对急性炎症具有良好的抑制作用［曾光，梁清华，刘韶，等.钻地风挥发油化学成分及抗炎活性的研究[D]. 第六届全国中西医结合基础理论研究学术研讨会暨第二届湖南省中西医结合学会肝病专业学术年会论文集.2010.］ 3. **抗菌**。金银花对黑曲菌、黄曲菌、大肠杆菌、金黄色葡萄球菌、沙门菌和铜绿假单胞菌具有一定的抑制作用［青杰超，林子然，莫开林.金银花和蒲公英抑菌、抗氧化以及抗紫外作用初探[J].四川林业科技，2018，39（06）.］。 山楂中梭状芽孢杆菌的提取物可以抑制各种杆菌和球菌，如连翘杆菌、宋氏杆菌、炭疽杆菌、白喉棒状杆菌和溶血链球菌等［Chang Q，Zuo Z，Harrison F，etal. Hawthorn[J].J Clin Pharmacol，2002，42(6):605-612.］。 山楂中梭状芽孢杆菌的乙醇提取物对二甲苯引起的小鼠耳朵炎症具有一定的抑制作用［Yang B，Liu P.Composition and healtheffects of phenolic compounds in hawthorn(*Crataegus* spp.)of different origins[J].J Sci Food Agric，2012，92(8):1578-1590.］。

续表

药理毒理	**4. 免疫调节作用**。从山楂中分离得到的谷固醇能显著增加白细胞计数并且增强巨噬细胞的吞噬活性，并对环磷酰胺(CTX)诱导的免疫抑制模型小鼠的脾脏和淋巴细胞产生影响。确认从山楂中提取的多糖能够增强脾脏、胸腺和巨噬细胞的吞噬活性，促进小鼠溶血素和溶血斑的形成［Yang B，Liu P.Composition and healtheffects of phenolic compounds in hawthorn(*Crataegus* spp.)of different origins[J].J Sci Food Agric，2012，92(8):1578–1590.］。
不良反应	目前尚未检索到不良反应报道。
禁忌	尚不明确。
注意事项	1. 虚寒性泻痢者慎用。 2. 忌食辛酸油腻食物。 3. 严重脱水者应采取相应的治疗措施。
用法用量	开水冲服。一次1袋，一日3次；儿童酌减。
剂型规格	每袋装15g。
执行标准	《中华人民共和国卫生部药品标准·中药成方制剂》第十一册WS_3–B–2095–96
推荐来源	《中华人民共和国药典临床用药须知·中药成方制剂卷》（2010年版）
生产单位	昆明中药厂有限公司
备注	

药品名称	葛根芩连片
药物组成	葛根、黄芩、黄连、炙甘草。
功能主治	解肌清热，止泻止痢。用于湿热蕴结所致的泄泻、痢疾，症见身热烦渴、下痢臭秽、腹痛不适。
方解	葛根解肌发表退热，健脾升阳止泻，为君药。黄芩、黄连清热解毒，燥湿止痢，为臣药；甘草缓急和中，调和药性，为佐使药。全方有解肌清热，止泻止痢之功。
临床应用	**1. 痢疾**。饮食不洁，湿热邪毒壅滞大肠所致脓血大便，腹痛里急，肛门重坠，身热，烦渴；急性细菌性痢疾见上述证候者。 **2. 泄泻**。胃肠湿热所致下痢臭秽，次数增加，气味酸腐臭，身热，烦渴，伴腹痛，恶心呕吐，不思饮食，口干渴；溃疡性结肠炎、急慢性肠炎见上述证候者。 **3. 小儿感冒风热证**。因外感风热所致，症见身热发烧，口干作渴，喘而出汗，热邪内迫而致下利臭秽、肛门有灼热感，舌红苔黄，脉数，里热偏盛；上呼吸道感染见上述证候者。
药理毒理	本品有抗菌、止泻、抗炎等作用。 **1. 抗菌**。体外试验，本品对志贺痢疾杆菌、福氏痢疾杆菌、伤寒杆菌、副伤寒杆菌甲、大肠杆菌、溶血性链球菌及金黄色葡萄球菌等有不同的抑制作用［谭毓治，胡国铭，赵诗云，等.葛根芩连灌汤液药理作用研究[J].江西中医学院，1991，3（2）：39.］。

续表

药理毒理	葛根芩连汤对痢疾杆菌感染所致小鼠死亡、家兔实验性菌痢疾及大肠杆菌感染性大肠湿热证模型大鼠均有保护作用，抑制后者血清中IL–1、IL–2及IL–6的升高［余林中，伍杰勇，罗佳波，等.葛根芩连汤配伍对实验性菌痢药效比较研究[J].第一军医大学学报，2005，25（9）：1132.李学，魏连波，罗饼德，等.葛根芩连汤对中医大肠湿热证模型大鼠血清IL–1、IL–2及IL–6的影响[J].中国人民武警医学杂志，2004，15（8）：586.］。 **2. 止泻**。葛根芩连汤有止泻和解痉作用。本品能减轻乳糖所致小鼠腹泻严重程度，抑制小鼠小肠推进运动。葛根芩连汤能抑制小鼠小肠对墨汁的推进，减轻番泻叶所致小鼠腹泻［余林中，伍杰勇，罗佳波，等.葛根芩连汤配伍对实验性菌痢药效比较研究[J].第一军医大学学报，2005，25（9）：1132.］。 **3. 抗炎**。葛根芩连片能显著减轻小鼠结肠组织炎症损伤，并监督结肠组织中髓过氧化物酶（MPO）活性，对急性结肠炎有显著疗效［王旭丹，葛东宇，李根茂，等.四神丸和葛根芩连片对DSS诱导的小鼠实验性结肠炎的作用比较[J].中国实验方剂杂志，2015，21（15）.］。葛根芩连片的抗炎机制可能与抑制炎症靶点TNF–α和IL–6的分泌量有关（王子禹.基于抗炎活性的葛根芩连片整体中药生物药剂学分类系统研究[D].北京中医药大学硕士论文，2019.）。 **4. 抗呼吸道病毒**。葛根芩连微丸组降温起效时间和解热时间均明显快于对照组（$P<0.05$），能缓解因风热感冒引起的各项主证和次证；综合疗效愈显率80.3%，中医证候疗效愈显率86.36%，呼吸道病毒转阴率90.9%，尚未发现不良反应。葛根芩连微丸对上呼吸道感染有明显的治疗作用［陈琦，甘淳，熊翠凤，等.葛根芩连微丸治疗小儿上呼吸道感染风热证的疗效评价[J].中国医院药学杂志，2004（12）.］。 **5. 抗甲型H1N1流感病毒FM1株**。甲型H1N1流感病毒小鼠适应株FM1滴鼻实验，与对照组相比，葛根芩连汤发酵液可保护流感小鼠肺、结肠组织，降低肺组织病毒表达。其机制可能是通过抑制肺组织Toll样受体7（TLR–7）表达在流感治疗中发挥抗炎作用［肖奕珂，许华冲，邓力，等.葛根芩连汤发酵液对流感病毒FM1感染模型小鼠的治疗作用[J].广州中医药大学学报，2020，37（08）.］。 **6. 其他**。葛根芩连汤有解热、降血糖和抗氧化等作用。
不良反应	目前尚未检索到不良反应报道。
禁忌	尚不明确。
注意事项	1. 脾胃虚寒腹泻，慢性虚寒性痢疾慎用。 2. 服药期间忌食辛辣、油腻食物。 3. 本药不可过量、久用。 4. 严重脱水者，应采取相应的治疗措施。
用法用量	口服。一次3～4片，一日3次。
剂型规格	（1）素片 每片中0.3g。（2）素片 每片重0.5g。（3）糖衣片（片芯重0.3g）。
执行标准	《中华人民共和国药典》2010年版第二增补本
推荐来源	《中华人民共和国药典临床用药须知・中药成方制剂卷》（2010年版） 卫生部办公厅2010年4月30日发布《甲型H1N1流感诊疗方案（2010年版）》
生产单位	昆明中药厂有限公司
备注	

二、肺结核

药品名称	白及颗粒、白及糖浆
药物组成	白及。
功能主治	收敛、止血、补肺。用于肺结核，慢性气管炎，百日咳，肺气肿，久咳伤肺，咯血吐血。
方解	白及味苦、甘、涩，微寒。具有收敛止血，消肿生肌的功能。用于咯血，吐血，外伤出血，疮疡肿毒，皮肤皲裂。
临床应用	1. **肺痨**。肺气阴两虚、脾肾两亏，症见咳逆，喘息，少气，痰中夹血，血色黯淡，潮热，盗汗，腰膝酸软，遗精，阳痿，女子经少，经闭，舌光质红少津，或舌淡体胖边有齿痕，脉微细而数；肺结核见上述证候者。 2. **咳嗽**。肺脾气虚、肾不纳气所致，症见咳嗽，气短，动则尤甚，咯吐清虚痰沫，恶寒肢冷面白微肿，肢体水肿，舌淡苔白，脉沉细；慢性支气管炎、百日咳见上述证候者。 3. **喘证**。肺脾气虚、肾不纳气所致，症见喘促日久，气短不足以吸，动则喘息尤甚，心悸，汗出，形神疲惫，爪甲口唇青紫，舌质淡或紫暗，苔薄白，脉沉细无力；肺气肿见上述证候者。 4. **胃痛**。脾胃气虚，运化失司，饮食积滞所致胃部胀满疼痛，食少便溏，舌淡苔白，脉细或虚弱；消化不良、慢性胃炎、胃及十二指肠溃疡见上述证候者。
药理毒理	本品有缩短凝血时间及抑制纤溶、预防肺损伤、抗炎等作用。 1. **缩短凝血时间及抑制纤溶**。局部止血，能形成人工血栓而止血，并能抗溃疡活性。可迅速地与纤溶酶形成很稳定的复合体。 白及活性成分主要通过苏氨酸激酶1（Akt1）、丝裂原活化蛋白激酶3（MAPK3）、MAPK1、肿瘤坏死因子（TNF）等靶点和磷脂酰肌醇3–激酶–苏氨酸激酶、TNF及MAPK信号通路等发挥保护胃黏膜的作用［巩子汉，王玉，王艳威，等.基于网络药理学的白及治疗胃溃疡的作用研究[J].中国临床药理学杂志，2020，36（17）：2714–2716，2726.］。 2. **预防肺损伤**。白及颗粒对家兔盐酸吸入性肺损伤具有较好的预防作用，且有一定剂量依赖关系［辛田田，杜玲玲，张晓艳，等.白及颗粒对家兔盐酸吸入性肺损伤预防作用的研究[J].现代中西医结合杂志，2018，27（24）.］。 3. **抗炎**。白及颗粒可能通过增加慢阻肺模型大鼠肺脏α–1 antitrypsin表达，降低NE及MPO的表达，起到减轻慢阻肺模型大鼠肺组织细胞炎症反应，最终产生改善COPD模型大鼠肺功能的药理作用［程芳，武尚亮，赵丽华.白及颗粒对慢性阻塞性肺疾病模型大鼠肺组织α–1 antitrypsin、Neutrophil Elastase及MPO表达的影响[J].天津中医药，2021，38（02）.］。
不良反应	尚不明确。
禁忌	肺胃有实火者忌用。
注意事项	不宜与乌头类药材同用。

续表

用法用量	（1）颗粒，口服。一次5～10g，一日3次。（2）糖浆，一次5～10mL，一日3次。
剂型规格	（1）颗粒，每袋装10g。（2）糖浆，每瓶装100mL。
执行标准	《中华人民共和国卫生部药品标准·中药成方制剂》第十二册WS_3-B-2306-97
推荐来源	《中华人民共和国药典》（2015年版一部）
生产单位	昆明中药厂有限公司
备注	

第二节 病毒性传染病中成药

一、病毒性肝炎

药品名称	乙肝扶正胶囊
药物组成	何首乌、虎杖、贯众、肉桂、明矾、石榴皮、当归、丹参、沙苑子、人参、麻黄。
功能主治	滋补肝肾，益气活血。用于乙型肝炎，辨证属于肝肾两虚证候。临床表现为：肝区隐痛不适，全身乏力，腰膝酸软，气短心悸，自汗，头晕，纳少，舌淡，脉弱。
方解	制何首乌、沙苑子补益肝肾，为君药。人参大补元气，补脾益肺，生津安神，为臣药。当归、丹参补血活血；虎杖利胆退黄，解毒活血；贯众清气分血分之热毒，共为佐药。白矾、石榴皮止泻止血，为使药。诸药合用，共奏扶正祛邪之功效。
临床应用	胁痛。因肝肾两虚所致的腰痛或腰膝酸软，两胁胀痛，或胁肋隐隐作痛，眼干涩，五心烦热或低烧，耳鸣耳聋，头晕眼花，口干咽燥，劳累后加重而卧床休息则缓解，小便赤短，大便干结，舌红少苔，体倦乏力、气短心悸；急、慢性乙型肝炎见上述证候者。
药理毒理	本品有保肝、抑制病毒复制、促进免疫力的作用。 **1. 保肝**。乙肝扶正胶囊能明显降低D-半乳糖胺致急性肝损伤和BCG+LPS致免疫性肝损伤模型小鼠血清中ALT、AST的含量；对CCl4慢性肝损伤大鼠模型可降低血清中ALT、AST及肝羟脯氨酸含量，提高TP、ALB含量。对肝损伤均有明显的修复作用［金翠英，周建平，马豹山，等.乙肝扶正胶囊的主要药效学研究[J].中国实验方剂学杂志，2007（10）.］。 **2. 抑制病毒复制**。乙肝扶正胶囊能对乙型肝炎病毒感染鸭血清DHBV-DNA水平抑制效果显著，拮抗环磷酰胺所致的体液免疫抑制，增加小鼠血清溶血素含量［金翠英，周建平，等.乙肝扶正胶囊的主要药效学研究[J].中国实验方剂学杂志，2007（10）.］。 **3. 促进免疫力**。乙肝扶正胶囊能降低小鼠腹腔巨噬细胞吞噬指数，对小鼠脾淋巴细胞转化有明显促进作用，但对小鼠血清溶菌酶浓度无影响，对小鼠腹腔巨噬细胞吞噬百分率无影响［韩少兰，陈家春，蔡大勇，等.3种肝炎药物对小鼠免疫功能的影响[J].时珍国医国药，1999（01）.］。
不良反应	尚不明确。
禁忌	尚不明确。
注意事项	运动员慎用。

续表

用法用量	口服。一次4粒，一日3次；儿童酌减或遵医嘱。
剂型规格	每粒重0.25g。
执行标准	《中华人民共和国卫生部药品标准·中药成方制剂》第一册WS_3-B-0001-89
推荐来源	中华医学会肝病学分会、中华医学会感染病学分会《慢性乙型肝炎中医诊疗方案》（2020年版）
生产单位	昆明中药厂有限公司
备注	

二、普通流行性感冒

药品名称	感冒疏风丸（片、颗粒）
药物组成	麻黄绒(炙)、桂枝、白芍（酒炙）、苦杏仁、桔梗、防风、独活、紫苏叶、谷芽（炒）、生姜（捣碎）、大枣（去核）、甘草。
功能主治	辛温解表，宣肺和中。用于风寒感冒，发热咳嗽，头痛怕冷，鼻流清涕，骨节酸痛，四肢疲倦。
方解	方中麻黄发汗解表，宣肺降气，止咳平喘，为君药。桂枝散寒解肌；白芍敛阴和营，为臣药。杏仁、桔梗宣肺祛痰，止咳平喘；防风、独活疏散风寒，通络止痛，紫苏叶发表散寒，行气宽中；谷芽消食健胃，生姜散寒解表；大枣和中，八味共为佐药。甘草调和诸药，为使药。诸药相合，共奏辛温解表，宣肺止咳之功。
临床应用	**感冒**。风寒束表、肺气失宣所致。症见恶寒发热，咳嗽气促，头痛，鼻塞，鼻流清涕，骨节痛，四肢倦怠，舌苔白，脉浮紧；上呼吸道感染见上述证候者。
药理毒理	本品有镇痛、抗炎、抑菌、解热的作用。 1. **镇痛**。感冒疏风片可减少腹腔注射0.6%HAC所致小鼠扭体痛反应。 2. **抗炎**。感冒疏风片可抑制巴豆油所致小鼠耳郭炎性肿胀。 3. **抑菌**。感冒疏风片可抑制金黄色葡萄球菌、大肠杆菌、变形杆菌、肺炎球菌、甲型溶血性链球菌、乙型溶血性链球菌的增殖生长。 4. **解热**。感冒疏风片可抑制细菌内毒素所致兔子体温升高［张红宇，王莉.感冒疏风片的药效学研究[J].云南中医中药杂志，2005（02）.］。
不良反应	目前尚未检索到不良反应报道。
禁忌	尚不明确。
注意事项	1. 风热感冒者慎用。 2. 孕妇慎用。 3. 服药期间忌烟、酒及辛辣、生冷、油腻食物。
用法用量	口服。水蜜丸一次1袋（6g），大蜜丸一次1丸，片剂一次4片，一日2次。
剂型规格	（1）水蜜丸，每袋装6g。（2）大蜜丸，每丸重9g。（3）片剂，每片相当于原药材1g。

续表

执行标准	《中华人民共和国卫生部药品标准·中药成方制剂》第一册WS_3-B-2632-97。
推荐来源	《中华人民共和国药典临床用药须知·中药成方制剂卷》2010年版 国家卫生健康委办公厅《流行性感冒诊疗方案》（2020年版）
生产单位	昆明中药厂有限公司
备注	

药品名称	小儿感冒颗粒
药物组成	广藿香、连翘、菊花、薄荷、大青叶、板蓝根、地骨皮、白薇、石膏、地黄。
功能主治	疏风解表，清热解毒。用于小儿风热感冒，症见发热、头胀痛、咳嗽痰黏、咽喉肿痛；流感见上述证候者。
方解	方中广藿香疏风解表，化湿和中；连翘清热解毒，轻宣透表，共为君药。菊花、薄荷疏散上焦风热，清利头目；大青叶、板蓝根清热解毒，消肿利咽，共为臣药。地骨皮、白薇清热泄火凉血；石膏清解气分实热；地黄清热凉血，滋阴生津，共为佐药。诸药合用，共奏疏风解表、清热解毒之功。
临床应用	**感冒**。因外感风热、邪犯肺卫，肺失清肃，痰阻气道所致。症见发热，头痛，咳痰，咽痛；流行性感冒、病毒性上呼吸道感染见上述证候者。
药理毒理	本品有解热、抗菌、镇咳、祛痰的作用。 **1. 解热**。小儿感冒颗粒能抑制伤寒、副伤寒甲乙三联菌苗所致家兔体温升高。 **2. 抗菌**。体外试验，小儿感冒颗粒对表皮葡萄球菌、金黄色葡萄球菌、肺炎链球菌、大肠杆菌、克雷伯菌、沙雷菌和铜绿假单胞菌有抑制作用。体内试验，小儿感冒颗粒能减少腹腔注射金黄色葡萄球菌引起的小鼠死亡数。 **3. 镇咳**。小儿感冒颗粒能减少氨水导致的小鼠咳嗽次数。 **4. 祛痰**。小儿感冒颗粒能增加小鼠气管内酚红排泄量，增加大鼠气管分泌液量［雷静.小儿感冒颗粒的镇咳祛痰作用[J].世界最新医学信息文摘，2015，15（37）.］。
不良反应	目前尚未检索到不良反应报道。
禁忌	尚不明确。
注意事项	1. 风寒感冒者慎用。 2. 服药期间忌食生冷、辛辣及油腻食物。 3. 脾胃虚弱、大便稀薄者慎用。 4. 服药期间若高热不退、咳喘加剧者应及时到医院就诊。
用法用量	开水冲服。一岁以内一次半袋（6g），一岁至三岁一次半袋～1袋（6～12g），四岁至七岁一次1～1.5袋（12～18g），八岁至十二岁一次2袋（24g），一日2次。
剂型规格	每袋装12g。
执行标准	《中华人民共和国药典》2010年版一部

续表

推荐来源	《中华人民共和国药典临床用药须知・中药成方制剂卷》（2010年版） 国家卫生健康委办公厅《流行性感冒诊疗方案》（2020年版）
生产单位	昆明中药厂有限公司
备注	

药品名称	**梅苏颗粒**
药物组成	乌梅肉、紫苏叶、薄荷、葛根。
功能主治	清解暑热，生津止渴。用于感冒暑热引起的口渴，咽干，胸中满闷，头目眩晕。
方解	彭承祖《惟物论的系统医学》（后称《圆运动的古中医学》）称："乌梅，退温疹烧热第一妙品"，是"由根本上退热"。方中乌梅味酸涩，敛肺涩肠，生津安肠，为君药。紫苏叶解表散寒，行气和胃，为臣药。薄荷疏散风热，清利头目，利咽，透疹，疏肝行气，为佐药。葛根解肌退热，生津止渴，透疹，升阳止泻，通经活络，解酒毒，为使药。诸药合用，共奏清热解暑，生津止渴的功效。
临床应用	1. **感冒**。夏季因暑热所致的发热轻微，汗出热不退，口渴，咽干；上呼吸道感染见上述证候者。 2. **暑热**。高温环境或夏季暑热所致身热、自汗、心烦、头晕、恶心呕吐、体倦无力；急性胃肠炎见上述证候者。
药理毒理	本品有退热、改善肠道菌群、抗炎、抑菌、抗病毒等作用。 1. **退热**。通过建立LPS 制造的大鼠发热模型评估葛根素的解热作用。发现给予葛根素的发热大鼠体温明显下降，葛根素能够抑制致热介质白介素-1β、肿瘤坏死因子-α、白介素-6、前列腺素E(2)和一氧化氮的产生。表明了葛根素具有显著的退热功效［Yao XJ, Yin JA, Xia YF, et al. Puerarin exerts antipyretic effect on lipopolysaccharide-induced fever in rats involving inhibition of pyrogen production from macrophages[J]. J Ethnopharmacol, 2012, 141(1):322-330.］。 2. **改善肠道菌群、抗炎**。乌梅汤可有效缓解溃疡性结肠炎患者临床症状，改善结肠黏膜菌群水平，抑制机体炎症反应，进而提高治疗效果。相较于对照组的40.00%，试验组患者的临床总有效率高达85.00%； 2组治疗后双歧杆菌、乳酸菌水平、血清IL-4、IL-10水平均比治疗前高，且试验组比对照组高；大肠杆菌水平降低，试验组优于对照组；相较于治疗前，2组治疗后血清TNF-α水平均下降，且试验组优于对照组（均P <0.05）［杏世宏.乌梅汤对溃疡性结肠炎患者结肠黏膜菌群数及炎性因子的影响[J].光明中医，2021，36（07）：1105-1107.］。 紫苏叶用75%乙醇提取，分离得到7个化合物，其中化合物2在80μmol/L时可以显著抑制iNOS的蛋白表达，化合物7可以抑制COX-2的表达。结论：所有化合物均为首次从该植物中分离得到，化合物2具有明显的体外抗炎活性［王宇宁，樊晖，梁克利. 紫苏叶化学成分及其体外抗炎活性[J].中成药，2021，43（06）：1500-1503.］。

续表

药理毒理	不同溶媒的紫苏叶提取物均对溃疡性结肠炎具有一定的治疗效果，其中75%乙醇–水提取部位的治疗效果较好，可显著降低溃疡性结肠炎大鼠结肠组织中TNF–α、IL–1β、IL–6的含量［王宇宁，樊晖，梁克利，等.紫苏叶治疗溃疡性结肠炎药效学研究[J].实用中医内科杂志，2021–05–07.］。 **3. 抑菌**。体外试验，乌梅对猪大肠杆菌呈高敏感。乌梅水提取物对猪大肠杆菌的抑菌效果，较五倍子、五味子等更好，最小抑菌浓度为62.5mg/mL，不同的浓度对菌落生长有一定的影响［李淑红，王京仁，成钢，等.8种中草药对猪大肠杆菌的体外抑菌作用[J].广东农业科学，2012，39（22）：131–132，135.］。 **4. 抗猪流行性腹泻病毒**。葛根素在体外和体内实验中均抑制猪流行性腹泻病毒（PEDV）复制，还可调节PEDV 感染仔猪的信号通路，减弱回肠中的 NF–kB 活化，通过调节干扰素和 NF–kB 信号传导抵御 PEDV 感染。这些结果表明葛根素可以在感染PEDV 的仔猪中发挥抗病毒和抗炎作用［Wu M， Zhang Q， Yi D， et al. Quantitative Proteomic Analysis Reveals Antiviral and Anti–inflammatory Effects of Puerarin in Piglets Infected With Porcine Epidemic Diarrhea Virus[J]. Front Immunol，2020，11:169.］。 **5. 抗新冠肺炎病毒**。基于网络药理学分析葛根素治疗新冠肺炎 COVID–19 药理靶点、功能和信号通路、作用机制。确定了葛根素治疗 COVID–19 的关键靶点，包括表皮生长因子受体、半胱天冬酶–3、RELA 原癌基因， Fos 原癌基因、caspase–8、前列腺素内过氧化物合酶–2、白介素–2、蛋白激酶 CB、B 细胞淋巴瘤/白血病基因、蛋白质激酶CA等。作用机制是葛根素通过抗氧化应激和炎症级联反应以及减少细胞凋亡，抑制炎症相关的信号通路，包括调节细胞凋亡通路、IL–17 信号通路、丝裂原活化蛋白激酶信号通路和 TNF 信号通路等达到抗 COVID–19 作用。证实了葛根素的有效抗 COVID–19 活性，提示葛根素是一种有前景的抗COVID–19 活性化合物［Qin X， Huang C， Wu K， et al. Anti–coronavirus disease 2019 (COVID–19) targets and mechanisms of puerarin[J]. J Cell Mol Med，2021，25(2):677–685.］。
不良反应	尚不明确。
禁忌	尚不明确。
注意事项	1. 风寒感冒者不适用。 2. 服药期间忌食生冷、辛辣及油腻食物。 3. 服药期间若身热不退、胸闷加剧者应及时到医院就诊。
用法用量	口服，一次1袋(10g)，一日3～4次。
剂型规格	每袋重10g。
执行标准	《中华人民共和国卫生部药品标准·中药成方制剂》第五册WS_3–B–1020–91
推荐来源	国家卫生健康委办公厅《流行性感冒诊疗方案》（2020年版） 卫生部办公厅2010年4月30日发布《甲型H1N1流感诊疗方案》（2010年版）
生产单位	昆明中药厂有限公司
备注	

续表

药品名称	清肺化痰丸（大蜜丸、水蜜丸）
药物组成	黄芩（酒炙）、胆南星（砂炒）、麻黄（炙）、苦杏仁、桔梗、瓜蒌子、川贝母、款冬花（炙）、陈皮、法半夏（砂炒）、枳壳（炒）、白苏子、莱菔子（炒）、茯苓、甘草。
功能主治	降气化痰，止咳平喘。用于肺热咳嗽，痰多气喘，痰涎壅盛，肺气不畅。
方解	方中黄芩清泄肺热，胆南星清热化痰，为君药。麻黄、苦杏仁、桔梗开宣肺气，止咳平喘；瓜蒌子降肺火，化热痰；川贝母清热化痰；款冬花润肺化痰，以上六味共为臣药。陈皮、法半夏、枳壳、白苏子、莱菔子燥湿化痰，降气止咳；茯苓健脾渗湿，以上六味同为佐药。甘草润肺止咳；调和诸药，为使药。全方配伍，共达降气化痰、止咳平喘之功。
临床应用	1. **痰热咳嗽**。痰邪壅肺，肺失宣降所致的咳嗽，咯痰黏稠，色黄，不易咯出，或兼口渴，尿黄，便干，舌质红，苔黄，脉弦滑数；急、慢性支气管炎见上述证候者。 清肺化痰丸治疗痰热咳嗽90例疗效显著［汤小虎，宋琦云，杨艳，等.清肺化痰丸治疗痰热咳嗽90例[J].云南中医学院学报，1999（02）.］。 2. **喘证**。痰热郁肺所致的气息喘促，胸部胀痛，黏稠色黄，胸中烦热，身热，有汗，喜冷饮，咽干，面赤，苔黄腻，脉滑数；喘息型支气管炎见上述证候者。
药理毒理	本品有镇咳、祛痰、平喘和减轻肺损伤的作用。 1. **镇咳、祛痰、平喘**。经实验，清肺化痰丸有止咳、祛痰、平喘的药理作用（刘宇，龚汉明，叶吉明.清肺化痰丸镇咳、祛痰、平喘的实验研究.全国中医药研究与临床经验学术交流会，成都，2006-06-01.）。 2. **减轻肺损伤**。清肺化痰丸对气管滴注PM2.5导致的肺损伤有一定减轻作用［杨莹莹，李莉珊，吕鹏，等.清肺化痰中药对大气PM2.5致大鼠肺损伤的干预作用研究[J].环境与健康杂志，2015，32（05）.］。
不良反应	目前尚未检索到不良反应报道。
禁忌	尚不明确。
注意事项	1. 风寒咳嗽者慎用。 2. 孕妇慎用。 3. 本品含麻黄，高血压、心脏病患者慎用。 4. 服药期间饮食宜清淡，忌辛辣厚味食物，忌烟酒。
用法用量	口服。水蜜丸一次6g，大蜜丸一次1丸；一日2次。
剂型规格	水蜜丸每袋装6g；大蜜丸每丸重9g。
执行标准	《中华人民共和国卫生部药品标准·中药成方制剂》第十二册WS_3-B-2425-97
推荐来源	《中华人民共和国药典临床用药须知·中药成方制剂卷》（2010年版） 国家卫生健康委办公厅《流行性感冒诊疗方案》（2020年版清热解毒，宣肺止咳类） 云南中医药大学、云南省中医药学会2020年2月1日发布《防控新型冠状病毒感染肺炎中成药使用建议》

续表

生产单位	昆明中药厂有限公司
备注	

药品名称	**口咽清丸（阮氏上清丸）**
药物组成	儿茶、马槟榔、薄荷叶、乌梅（肉）、硼砂、诃子、山豆根、冰片、甘草。
功能主治	清热降火，生津止渴。用于咽喉肿痛，牙疳口疮，津液不足，口干舌燥。
方解	方中以儿茶清热化痰，降火解毒，为君药。山豆根清热泻火、解毒利咽，冰片清热泻火、消肿生肌，硼砂清热化痰利咽喉，马槟榔清热生津润燥，薄荷叶疏风清热，清利咽喉，均为臣药。乌梅既可生津止渴、润喉利咽，又可酸敛收涩而入肺经，制约诸药，以防泄降太过，诃子清热利咽开音，共为佐药。甘草调和诸药，为使药。诸药合用，共奏清热降火，生津止渴之效。
临床应用	1. **喉痹**。因火热伤津，上蒸于咽，气血壅盛，痹阻不通而致咽部红肿、疼痛、口干、口渴，或咽部不适，有异物感；急、慢性咽炎见上述证候者。 2. **牙宣**。因火热内蕴，胃火上炎，上灼牙龈而致，牙龈肿痛，或牙龈萎缩，口干，口渴，口臭；牙龈炎见上述证候者。 3. **口疮**。因火热内蕴，胃火上炎，上灼口舌而致，口舌溃疡，局部疼痛、烧灼感；急性或复发性口腔炎见上述证候者。
药理毒理	本品有抗炎、镇痛、增强免疫能力的作用。 1. **抗炎**。口咽清丸（阮氏上清丸）中儿茶素通过AMPK/SIRT1信号途径调节细胞炎性因子基因的表达实现其抗炎作用［程安玮，张梦迪，王厚伟，等.儿茶素对巨噬-脂肪细胞共培养体系中细胞因子基因表达及AMPK、SIRT1磷酸化水平的影响[J].中国食品学报，2021，21（04）.］。 山豆根多糖能够抑制猪圆环病毒2型（PCV2）感染小鼠脾淋巴细胞中炎性因子分泌水平和活性，从而发挥抗炎作用［流梦倩，曹迷霞，韦英益，等.山豆根多糖对猪圆环病毒2型感染小鼠体内外炎性因子分泌水平的影响[J].畜牧与饲料科学，2020，41（06）.］。 2. **镇痛**。口咽清丸（阮氏上清丸）中诃子、乌梅等对动物急性或慢性炎症模型均有不同程度的抑制作用［郑建华，吴春福，刘雯，等.清音丸抗炎镇痛作用研究[J].中药药理与临床，2002（06）.］。 3. **增强免疫功能**。表儿茶素可增强大鼠脑缺血再灌注后抗凋亡能力［黄凡，李德丽，将嫦月，等.儿茶素对大鼠缺血再灌注后神经元凋亡及Caspase-3、Bcl-2、Bax蛋白的影响[J].岭南急诊医学杂志，2021，26（02）.］。 山豆根多糖对Lewis肺癌小鼠的肿瘤生长具有抑制作用，该作用与提高免疫能力有关［路还滨，高洋、禹珊珊，等.山豆根多糖对Lewis肺癌小鼠的抑瘤作用及免疫功能的影响[J].中药材，2018，41（06）.］。
不良反应	目前尚未检索到不良反应报道。
禁忌	尚不明确。

续表

注意事项	1. 阴虚火旺者慎用。 2. 服药期间忌食辛辣酸冷油腻食物。 3. 老人、儿童及素体脾胃虚弱者慎用。
用法用量	吞服或含服。一次0.5g，一日2～4次。
剂型规格	每瓶装8g。
执行标准	《中华人民共和国卫生部药品标准・中药成方制剂》第十二册WS_3-B-3832-98
推荐来源	《中华人民共和国药典临床用药须知・中药成方制剂卷》（2010年版） 国家卫生健康委办公厅《流行性感冒诊疗方案》（2020年版）
生产单位	昆明中药厂有限公司
备注	

药品名称	桑菊银翘散
药物组成	桑叶、菊花、金银花、连翘、薄荷、荆芥、淡豆豉、牛蒡子、蝉蜕、僵蚕、绿豆、桔梗、苦杏仁、川贝母、淡竹叶、芦根、滑石、甘草。
功能主治	辛凉透表，宣肺止咳，清热解毒。用于外感风热，发热恶寒，头痛咳嗽，咽喉肿痛。
方解	方中桑叶、菊花甘凉轻清，疏散上焦风热；金银花、连翘清热解毒，轻宣透表，共为君药。薄荷、荆芥、淡豆豉、牛蒡子、蝉蜕、僵蚕辛散表邪，透邪外出；牛蒡子、僵蚕并能解毒消肿而利咽；绿豆助金银花、连翘清热解毒之力，共为臣药。桔梗、苦杏仁一升一降，与川贝母共用，宣肺止咳；淡竹叶、芦根甘凉轻清，清热生津以止渴；滑石清热利湿，使邪有出路，共为佐药，甘草清热解毒，止咳，并调和诸药，为使药。诸药合用，共奏疏风解表，清热解毒，宣肺止咳之功。
临床应用	**1. 感冒**。外感风热所致，症见发热恶寒，头痛，咳嗽，口干，咽痛，舌红、苔黄，脉数；上呼吸道感染见上述证候者。 **2. 咳嗽**。风热客肺，肺气不宣所致，症见咳嗽，无痰，口干，咽喉肿痛，舌红，苔薄黄，脉浮数；上呼吸道感染、急性支气管炎见上述证候者。
药理毒理	本品有发汗、解热、抗炎、抗病毒、提高免疫力、抗急性肺损伤、抑制肠蠕动等作用。 **1. 发汗**。桑菊饮可使正常大鼠汗腺分泌增多。 **2. 解热**。桑菊饮可降低五联菌苗和啤酒酵母所致发热动物的体温［许俊杰.古典清热方对家兔体温的影响[J].中药通报，1986（1）：61.］。 **3. 抗炎**。桑菊饮对实验性急性炎症模型有较强抑制作用，其作用可能与兴奋下丘脑-垂体-肾上腺皮质轴有关［杨奎，曾南，沈映君，等.桑菊饮抗炎作用的研究[J].中药药理与联创，1994（3）：4.］。

续表

药理毒理	银翘散对流感病毒感染所致重症肺炎小鼠肺组织，具有修复炎性病变的作用，其可能通过抑制炎症因子分泌来实现［王佳，冯星火，国丽娜，等. 银翘散对流感病毒感染所致重症肺炎小鼠的修复机制研究[J].陕西中医，2020，41（02）.］。 **4. 抗流感病毒**（FM1）。黄酮类成分可能是银翘散抗流感病毒的主要物质基础之一。可抑制流感病毒唾液酸酶的活性和抑制融合。银翘散9味药中，连翘、薄荷、荆芥和金银花起着较为重要的作用［石钺，石任兵，刘斌，等.银翘散抗流感病毒有效部位群总黄酮含量的测定[J].北京中医药大学学报，2001，24（2）：44.］。 银翘散可在早期截断甲型流感病毒感染［邓迪，刘欢苇，毛钦，等.犀角地黄汤和银翘散及其单方对小鼠流感病毒性肺炎治疗作用的比较[J].北京中医药大学学报，2021，44（05）.］。 银翘散及其拆方对PR8病毒感染引起的小鼠肺炎均有一定的抑制作用，抑制作用由强到弱为臣药（薄荷、牛蒡子、淡豆豉、荆芥穗）>银翘散>使药（甘草）>君药（金银花、连翘）>佐药（桔梗、芦苇根、淡竹叶），其中臣药和银翘散组具有统计学差异（$P<0.05$）［陈倍，马荣，陈能斌，等. 银翘散及其拆方对流感病毒感染自然杀伤细胞活性及转录组的比较分析[J].中草药，2021，52（03）.］。 绿原酸可能是银翘散中最强的抗流感病毒活性成分，其虚拟活性强于扎那米韦；3，3′，4–三甲氧基鞣花酸空间上与NA活性腔不匹配，虚拟活性最弱［郭晓华，朱燕亮，程齐来.银翘散中抗流感病毒成分与神经氨酸酶的分子对接研究[J].中国药房，2018，29（17）.］。 **5. 抗人感染H7N9病毒**。银翘散中连翘的化合物氢键结构，与H7N9病毒中枢神经氨酸酶有抑制作用的药物扎那米韦（Zanamivir）的天然小分子化合物相似，氢键强度大。在台湾的传统中药数据库中，有抗呼吸道感染疾病的30味常用中草药共799个化合物分子。其中对H7N9病毒神经氨酸酶有抑制作用的化合物，筛选得到3个亲和力高于国外上市的抗流感药物扎那米韦（Zanamivir）的天然小分子化合物。这3个化合物存在于连翘、大黄和甘草之中［史海龙，李军，魏敏慧，等.传统中药中H7N9病毒神经氨酸酶抑制剂的计算机虚拟筛选[J].时珍国医国药，2016，3（27）：762–765.］。 **6. 抗新型冠状病毒**。应用中药系统药理学分析平台，通过WebGestalt数据库和KOBAS 3.0数据库对银翘散作用靶点进行GO分析和KEGG富集分析，筛选出潜在通路并分析其作用机制。结果共筛选出153个银翘散生物活性成分和580个靶点，核心靶点为PTGS2、HSP90AA1、AR、PCP4、F7，主要涉及PI3K-Akt信号通路、MAPK信号通路、细胞凋亡途径、细胞衰老通路、非小细胞肺癌通路等信号通路。分子对接结果显示类黄酮、山柰酚等核心化合物与新型冠状病毒肺炎（COVID–19）推荐用药的亲和力相似。银翘散可能通过血管紧张素Ⅱ（angiotensin converting enzyme 2，ACE2）和丝氨酸蛋白酶（recombinant transmembrane protease serine 2，TMPRSS2）等结合，作用于PTGS2、HSP90AA1、AR、PCP4、F7等靶点调节多条信号通路，从而发挥其整体调节效应而治疗新型冠状病毒感染的肺炎（COVID–19）［曹学帅，刘乐平，徐昕怡，等.基于网络药理学和分子对接技术探索银翘散治疗小儿新型冠状病毒肺炎活性化合物的研究[J].中医学报，2020，35（09）：1817–1826.］。

续表

药理毒理	在西医常规治疗基础上，采用银翘散联合三仁汤加减治疗20例，结果显示，能够改善新型冠状病毒肺炎普通型湿毒郁肺证患者临床症状，缩短体温复常时间，提高病毒核酸转阴率［戴广川，张向荣，高卫卫，等. 银翘散联合三仁汤加减治疗新型冠状病毒肺炎普通型湿毒郁肺证20例[J].安徽中医药大学学报，2020，39（05）.］。 **7. 提高免疫力**。银翘散共有150个活性成分和117个“药物–疾病”共同靶点，主要活性成分包括了连翘脂、木樨草素、槲皮素、山柰酚、连翘醇、豆甾醇等，关键靶点主要涉及IL–6、TP53、MAPK1、APP、VEGFA、TNF等基因。靶点富集分析结果表明，GO功能相关条目479个，主要涉及炎症、应激反应、免疫应答、信号传导等方面；KEGG相关通路121条，主要涉及Toll样受体信号通路、TNF信号通路、HIF–1信号通路和PI3K/Akt信号通路等。银翘散主要作用于IL–6、TP53、MAPK1、TNF等核心靶点，通过抗炎、抗病毒和调节免疫等相关通路来发挥治疗上呼吸道感染的作用［廖陈，夏霜莉，李秀芳，等.基于网络药理学探讨银翘散治疗上呼吸道感染作用机制[J].云南中医学院学报，2019，42（05）.］。 银翘散合桑菊饮加减方的靶蛋白中涉及流感基因436个、生物进程261个、KEGG通路125个。银翘散合桑菊饮加减方涉及基因SIRT1、CAT和Th17细胞分化、T细胞受体信号通路、神经营养素信号通路。银翘散合桑菊饮加减方通过多靶标、多通路调节人体，其功能更集中于提高人体的免疫能力，促进宿主自身抗感染能力［白辰，刘铁钢，徐竞男，等.基于网络药理学的银翘散合桑菊饮加减方、麻杏石甘汤加减方与抗病毒西药作用机制比较——以2018初冬流行性感冒轻症为例[J].中医杂志，2019，60（11）.］。 银翘散通过上调模型小鼠上呼吸道局部黏膜免疫功能，达到防治上呼吸道感染的作用［柳丽红，殷红，王维丽，等. 银翘散对呼吸道黏膜免疫功能低下合并甲型流感病毒感染模型小鼠的影响[J].中国中医药信息杂志，2015，22（08）.］。 **8. 抗急性肺损伤**。银翘散治疗甲型流感病毒FM1肺炎有显著疗效，其机制可能是抑制流感病毒NS1和JAK/STAT信号通路的活化，刺激Mx A蛋白表达，从而达到减少肺组织损伤［王思源，王文丽，南春红，等.银翘散对FM1诱导肺炎小鼠肺组织中JAK/STAT信号传导通路及NS1蛋白、MxA蛋白表达的影响[J].中国医师，2021，23（02）.］。 **9. 抑制肠蠕动**。桑菊饮能抑制新斯的明诱发的小鼠肠道运动亢进。
不良反应	目前尚未检索到不良反应报道。
禁忌	尚不明确。
注意事项	1. 风寒外感者慎用。 2. 孕妇慎用。 3. 服药期间忌食辛辣、油腻食物。
用法用量	口服，一次1袋（10g），一日2～3次。
剂型规格	每袋装10g。
执行标准	《中华人民共和国卫生部药品标准·中药成方制剂》第十一册WS_3–B–2219–96

续表

推荐来源	《中华人民共和国药典临床用药须知·中药成方制剂卷》（2010年版） 国家卫生健康委办公厅《流行性感冒诊疗方案》（2020年版） 国家卫计委办公厅2013年4月10日发布《人感染H7N9禽流感诊疗方案》（2013年第2版）
生产单位	昆明中药厂有限公司
备注	

药品名称	感冒消炎片
药物组成	臭灵丹、蒲公英、千里光。
功能主治	散风清热，解毒利咽。用于感冒发热，咳嗽，咽喉肿痛，扁桃体炎，目赤肿痛。
方解	方中臭灵丹性味苦辛寒，清热解毒，消肿利咽，重用之，为君药。蒲公英、千里光均为清热解毒之品，蒲公英尚可疏散风热，二者共为臣药。三药合用，共奏散风清热，解毒利咽之功。
临床应用	**1. 感冒风热证。**外感风热，热毒壅盛所致发热咳嗽，咽喉肿痛，目赤肿痛，舌红苔薄黄，脉浮数；上呼吸道感染见上述证候者。 **2. 咽喉肿痛（急喉痹）。**火热熏蒸咽喉所致咽喉肿痛，口干舌燥，吞咽作痛，舌红苔黄，脉浮数；急性咽炎见上述证候者。 **3. 扁桃体炎（乳蛾）。**外感风热，肺胃热盛所致喉核红肿，咽喉肿痛，发热面红，口干舌燥，尿赤，便结，舌红苔黄，脉浮数；急性扁桃体炎见上述证候者。 **4. 儿童甲型H1N1流感。**能缓解流感所致的发热、咽痛等症状，并能够降低呼吸道分泌物中甲型H1N1流感病毒载量。
药理毒理	本品有抗菌、抗流感病毒、抗炎、抗甲型H1N1流感病毒、解热等作用。 **1. 抗菌。**体外试验，感冒消炎片对肺炎球菌和乙型链球菌有抑制作用，本品可延长肺炎球菌感染小鼠的存活时间，降低死亡率。 **2. 抗甲1型流感病毒、抗炎。**臭灵丹对甲1型流感病毒FM1株感染的体内实验表明，臭灵丹可显著降低甲1型流感病毒FM1株（A/FM1/47，H1N1）感染小鼠的肺指数（$P<0.05$）。小鼠肺组织病理检查结果显示：臭灵丹低剂量组可以缓解肺组织病理炎症［王玉涛，李菁，夏晓玲，等.臭灵丹抗甲1型流感病毒FM1株感染小鼠的药效学研究.广州中医药大学学报，2015，32（2）：282-284，289，385.］。 **3. 抗甲型H1N1流感病毒。**感冒消炎片对于儿童甲型H1N1流感，显示出很好的治疗效果和安全性，能够迅速缓解流感所致的发热、咽痛等症状，未发现明显副作用，依从性很好。感冒消炎片与银翘解毒片相比，有更好的抗病毒作用，能够更有效地降低呼吸道分泌物中甲型H1N1流感病毒载量，加快病毒转阴［刘兴峰，尚晓丽，田云粉，等.感冒消炎片治疗儿童甲型H1N1流感临床试验评价[J].昆明医学院学报，2011，32（05）.］。

续表

药理毒理	臭灵丹乙酸乙酯萃取物和石油醚萃取物在体外对甲型H1N1流感病毒有明显的中和作用及直接的抑制增殖作用［夏晓玲，孙强明，王晓丹，等.云南特色中药臭灵丹体外抗甲型H1N1流感病毒的实验研究[J].中国中药杂志，2015，40（18）.］。 **4. 解热。**本品对伤寒杆菌疫苗所致大鼠发热有解热作用［昆明医学院药理教研室.感冒消炎片剂药效学和长期毒性实验[J].新药申报资料，1995.］。 **5. 改善免疫能力。**臭灵丹合剂大致是通过对机体免疫应答功能的调节，来起到抗流感病毒的作用［段珩.复方臭灵丹合剂抗流感病毒药效学研究[D].昆明医科大学硕士研究生论文，2020-05-01.］。 **6. 毒理。**急性毒性试验，小鼠灌胃给药LD_{50}为（75.1 ± 7.9）g（生药）/kg。长期毒性试验，本品1.2g/kg、3.6g/kg（相当于生药4.12g/kg）给大鼠灌胃给药21天，可见血清转氨酶升高［陈奇.中成药名方药理与临床[M].北京：人民卫生出版社，1998:207.］。
不良反应	目前尚未检索到不良反应报道。
禁忌	尚不明确。
注意事项	1. 本品风寒感冒者慎用。 2. 孕妇慎用。 3. 服药期间忌烟酒及辛辣、生冷、油腻食物。
用法用量	口服。一次6片，一日3次。
剂型规格	薄膜衣片每片重0.3 g（相当于总药材1 g）。
执行标准	《中华人民共和国卫生部药品标准·中药成方制剂》第十八册WS_3-B-3510-98
推荐来源	《中华人民共和国药典临床用药须知·中药成方制剂卷》（2010年版） 国家卫生健康委办公厅《流行性感冒诊疗方案》（2020年版） 国家中医药管理局突发公共事件中医药应急专家委员会、中国中医科学院中医临床基础医学研究所《流行性感冒与人感染禽流感诊疗及防控技术指南》（2013年版） 云南省卫生厅《云南省人感染H7N9禽流感中医诊疗方案（2013年第1版）》（2013年4月9日印发）
生产单位	昆明中药厂有限公司
备注	

药品名称	止咳丸（胶囊）
药物组成	川贝母、罂粟壳、防风、桔梗、葶苈子、紫苏子、法半夏（砂炒）、麻黄、白前、前胡、紫苏叶、厚朴（姜炙）、白果、桑叶、黄芩（酒炙）、硼砂、南沙参、薄荷、陈皮、枳壳（麸炒）、茯苓、甘草。
功能主治	降气化痰，止咳定喘。用于风寒入肺，肺气不宣引起的咳嗽痰多，喘促胸闷，周身酸痛或久咳不止，以及老年支气管炎咳嗽。

续表

方解	方中麻黄、紫苏叶、桔梗、防风发表散寒，宣发肺气，止咳平喘，使肺气宣达表寒得解；前胡、白前相须为用，降气祛痰止咳，黄芩、薄荷、桑叶、硼砂清泻肺中湿热，利肺气清宣肃降；南沙参、川贝母养阴清热、润肺止咳，枳壳、厚朴、法半夏、陈皮理气宽中，燥湿化痰则中焦宽畅，痰湿消融，复与茯苓健脾渗湿，化饮利水以杜生饮之源；紫苏子降气消痰、白果、罂粟壳敛肺气止咳逆、葶苈子泻肺中水饮及痰火而平喘咳，气降痰消则咳喘自平。使与甘草和中调药。君、臣、佐、使相互协调，发散并行、升降相济、肺脾同治、标本兼顾，共奏降气化痰、止咳定喘之功。
临床应用	1. **咳嗽**。风寒束肺，肺失宣肃所致的咳嗽，症见声重，气急，胸闷憋气，舌苔薄白或黄，脉浮者；急、慢性支气管炎见上述证候者。 2. **喘证**。因风寒束肺，郁而化热，肺失宣降而症见喘息气促，胸部胀闷或胀痛，鼻煽，咳而不爽，舌苔薄白或黄，脉浮数；喘息型支气管炎见上述证候者。
药理毒理	本品有镇咳、祛痰、平喘、解热、抗炎、抑菌等作用。 1. **镇咳**。止咳丸对小鼠化学刺激引起的咳嗽有明显抑制作用［杨竞，胡晓鹰.止咳丸的药理及毒理研究[J].江苏药学与临床研究，1999（02）.］。 2. **祛痰**。止咳丸能增强呼吸道分泌功能，起排痰祛痰作用［杨竞，胡晓鹰.止咳丸的药理及毒理研究[J].江苏药学与临床研究，1999（02）.］。 3. **平喘**。止咳丸联合阿奇霉素及沙丁胺醇片治疗咳嗽变异性哮喘，疗效显著［邢民军，刘远致.止咳丸联合西药治疗咳嗽变异性哮喘的临床疗效观察[J].内蒙古中医药，2011，30（19）.］。 止咳丸联合孟鲁司特钠治疗咳嗽变异性哮喘效果较好，能有效改善患者症状，降低不良反应发生率，安全性较高［张春.止咳丸联合孟鲁司特钠治疗咳嗽变异性哮喘效果观察[J].临床合理用药杂志，2020，13（20）.］。 4. **解热、抗炎、抑菌**。止咳胶囊能够显著对抗百日咳、白喉、破伤风三联疫苗诱导家兔及2，4–二硝基酚诱导大鼠体温升高的作用。止咳胶囊能够显著抑制角叉菜胶致大鼠足肿胀反应。止咳胶囊对金黄色葡萄球菌等细菌有一定的抑制和杀灭作用［梁晋川，谭正怀，李杭翼.止咳胶囊的药理作用研究[J].医药导报，2006（06）.］。 **毒理**。小鼠经口服给药，最大耐受量相当于60g/kg·d；大鼠经4周口服给药的长毒试验，未见有明显毒性反应［杨竞，胡晓鹰.止咳丸的药理及毒理研究[J].江苏药学与临床研究，1999（02）.］。
不良反应	目前尚未检索到不良反应报道。
禁忌	儿童、孕妇及哺乳期妇女禁用；糖尿病患者禁服。
注意事项	1. 肺痈患者慎用。本品含罂粟壳，不可长期服用，要在医师指导下使用。 2. 运动员慎用。 3. 服药期间饮食宜清淡，忌食生冷、辛辣、燥热食物，忌烟酒。
用法用量	口服。（1）水蜜丸一次6丸，一日2次。（2）胶囊一次2粒，一日2～3次。
剂型规格	（1）水蜜丸，每18丸重3g。（2）胶囊，每粒装0.56g。

续表

执行标准	《中华人民共和国卫生部药品标准·中药成方制剂》第十一册WS_3-B-2096-96
推荐来源	《中华人民共和国药典临床用药须知·中药成方制剂卷》（2010年版） 国家卫生健康委办公厅《流行性感冒诊疗方案》（2020年版） 云南中医药大学、云南省中医药学会2020年2月1日发布《防控新型冠状病毒感染肺炎中成药使用建议》
生产单位	昆明中药厂有限公司
备注	

药品名称	板蓝清热颗粒
药物组成	南板蓝根、薄荷脑。
功能主治	清热解毒，疏散风热，利咽消肿。用于外感风热，热毒壅盛所致感冒发热，头痛，目赤，咽喉肿痛；流感，急性咽炎，扁桃腺炎，腮腺炎见上述证候者。
方解	方中板蓝根性寒味苦，寒能清热，苦能泄降，有清热解毒、消肿利咽的功效，为君药。《大明本草》记载：板蓝根“治天行热毒”。薄荷性凉味辛，能疏散风热，清利头目，利咽，透疹，疏肝行气，为臣药。二药合用，共奏清热解毒、散风热、凉血之功。
临床应用	1. **普通感冒风热证**。因外感风热所致的喷嚏，鼻塞，流涕，有时咳嗽，咽痛，声嘶，流泪，全身恶寒发热，头痛头昏，四肢、腰背酸疼，目赤，口渴，舌苔白或微黄，脉浮数；上呼吸道感染见上述证候者。 2. **流行性感冒（风热犯卫型或毒热壅盛型）**。流感的全身症状比普通感冒重。冬春季节，因外感风热所致的发热、头痛、肌痛和全身不适起病，体温到39～40℃，可有畏寒寒战，多伴全身肌肉关节酸痛、乏力、食欲减退等全身症状，常有咽痛、干咳，可有鼻塞涕黄，胸骨后不适，颜面潮红，眼结膜充血，舌苔白或黄腻，脉数；急性上呼吸道感染见上述证候者。 3. **急喉痹**。因火毒炽盛，上灼于咽而致使咽部红肿、疼痛、发热，舌红，苔黄，脉数；急性咽炎见上述证候者。 4. **乳蛾**。因肺胃热毒壅盛，上蒸喉核而致，症见喉核红肿，疼痛剧烈，或化脓，吞咽困难，发热，舌红，苔黄，脉数；急性扁桃体炎见上述证候者。 5. **痄腮**。因瘟疫时毒，热毒蕴结所致，症见发热，腮部肿胀，舌红苔黄，脉数；急性腮腺炎见上述证候者。
药理毒理	本品有抗炎、抗内毒素、抗病毒、抗菌、保护肺组织、解热、镇痛等作用。 1. **抗炎**。板蓝根70%乙醇提取液对二甲苯致小鼠耳肿胀、角叉菜胶致大鼠足肿胀及大鼠棉球肉芽组织增生及醋酸致小鼠毛细血管通透性增加均有抑制作用。 2. **抗内毒素**。经鲎试验法、家兔热原监察法证明板蓝根具有抗大肠杆菌内毒素作用［刘海云.板蓝根抗内毒素作用研究[J].中国药科大学学报，1995，26（5）：297.］。

续表

药理毒理	**3. 抗病毒**。板蓝根对肝炎病毒（HBV、HAV）、甲型和乙型流感病毒、人感染H7N9禽流感病毒、腮腺炎病毒、乙型脑炎病毒、肾病出血热病毒（HFRSV）、单纯疱疹病毒（HSV-2）、人巨细胞病毒（HCMV）、柯萨奇病毒（CVB3）等均有抑制作用。 血凝滴度实验表明，南、北板蓝根均能明显灭活甲型流感病毒，其中直接作用与预防作用北板蓝根强于南板蓝根，治疗作用南板蓝根稍强。南、北板蓝根都有抗甲型流感病毒作用［秦华珍，时博，李世阳，等.南板蓝根和北板蓝根抗甲型流感病毒作用的比较研究[J].中华中医药学刊，2009，27（01）:168-169.］。 从南板蓝根分离得到的20个化合物进行了抗流感病毒活性筛选，结果显示化合物3、18、19抗流感（H3N2）病毒的活性较好，IC50值分别为12.83μg/mL、1.54μg/mL、1.54μg/mL，SI值分别为15.59、62.43、62.43；对其中的13个化合物进行了DPPH自由基清除法抗氧化活性实验，结果显示苯乙醇苷类化合物1、2、3、4、5，以及木质素类化合物15，在浓度为50μg/mL时的清除率均大于50%，表明其抗氧化活性较好，其IC50值分别为1.67μg/mL、1.03μg/mL、5.58μg/mL、8.6203μg/mL、5.58μg/mL、4.33μg/mL；对化合物1、2、3、4、5、15进行ORAC法抗氧化活性筛选，结果表明化合物在浓度为1.56μg/mL和3.125μg/mL时的氧化自由基吸收能力大小顺序为2>1>5>4>15>3；对化合物1、2、3、9进行体外抗肿瘤（细胞株为HEL、K562、CB3、CB7）活性研究时发现，苯乙醇苷类化合物1能够显著抑制体外肿瘤细胞株CB3的生长（IC50:2.26±0.22μM）［肖春夏.黔产南板蓝根中抗流感病毒化学成分的研究[J].贵州大学，2018-06-01.］。 板蓝根水提物在体外能有效抑制人H7N9禽流感病毒，药效和作用于人流感病毒药效相当［李征途，李莉，王玉涛，等.板蓝根水提物体外抑制人H7N9禽流感病毒的药效研究[J].现代中西医结合杂志，2016，25（35）：3877-3879，3902.］。 **4. 抗菌**。板蓝根水浸液对金黄色葡萄球菌、表皮葡萄球菌、枯草杆菌、八联球菌、大肠杆菌、伤寒杆菌、甲型链球菌、肺炎双球菌、流感杆菌、脑膜炎双球菌等均有抑制作用［陈民，陈晓锋，顾振伦.板蓝根药理作用和临床应用研究进展[J].中国野生植物资源，2002，21（2）：3.］。 **5. 保护肺组织**。板蓝根可明显延长甲型H1N1流感病毒感染小鼠的存活天数并提高存活率，病理结果显示板蓝根对甲型H1N1流感病毒感染的小鼠的肺组织有一定程度的保护作用［孙惠惠，邓巍，占玲俊，等.板蓝根颗粒对甲型流感病毒小鼠的作用[J].中国比较医学杂志，2010，20（07）.］。 **6. 解热、镇静**。板蓝根能明显降低啤酒酵母所致的大鼠直肠温度升高，并在给药后明显抑制PGE2含量的增高（$P<0.05$）；使醋酸所致小鼠腹痛时的扭体次数明显减少，同时显著延长小鼠热板的痛阈时间［邱彦，司梁宏，刘静，等.十味板蓝根颗粒解热镇痛作用的试验研究[J].中国药物应用与监测，2009，6（03）.］。
不良反应	目前未见明显不良反应。
禁忌	尚不明确。

续表

注意事项	1. 风寒外感者慎用。 2. 风寒感冒，脾胃虚寒者不宜服用。
用法用量	开水冲服。一次1袋，一日3次；重症可加倍，小儿酌减。预防流感等病毒感染可一日2袋，连服5日。
剂型规格	每袋装：（1）10g；（2）5g（无蔗糖）。
执行标准	国家食品药品监督管理局国家药品标准WS_3-10001（ZD-0001）-2005-2012Z
推荐来源	《中华人民共和国药典临床用药须知·中药成方制剂卷》（2010年版） 国家卫生健康委办公厅《流行性感冒诊疗方案》（2020年版） 国家中医药管理局突发公共事件中医药应急专家委员会、中国中医科学院中医临床基础医学研究所《流行性感冒与人感染禽流感诊疗及防控技术指南》 云南中医药大学、云南省中医药学会2020年2月1日发布《防控新型冠状病毒感染肺炎中成药使用建议》
生产单位	昆明中药厂有限公司
备注	

药品名称	参苏丸
药物组成	党参、紫苏叶、葛根、前胡、茯苓、半夏（制）、陈皮、枳壳（炒）、桔梗、甘草、木香。
功能主治	益气解表，疏风散寒，祛痰止咳。用于身体虚弱、感受风寒所致感冒，症见恶寒发热、头痛鼻塞、咳嗽痰多、胸闷呕逆、乏力气短。
方解	方中紫苏叶、葛根发散风寒，解肌透表为君药。前胡、半夏、桔梗止咳化痰，宣肺降气；陈皮、枳壳理宽胸，燥湿化痰，以上五味共为臣药。党参益气健脾，扶正祛邪；茯苓健脾补中，渗湿化痰；木香行气疏通，调中宣滞，三味共为佐药，甘草补气安中，调和诸药，为使药。全方配伍，共收益气解表，疏风散寒，祛痰止咳之功。
临床应用	**风寒感冒**。身体素虚，复感风寒所致恶寒发热，头痛，鼻塞，咳嗽痰多，胸闷，呕吐，乏力，气短。舌胖淡，舌苔白，脉虚；反复上呼吸道感染见上述证候者。 湖南省老年病医学研究所彭亿海用参苏冲剂治疗老年寒性感冒100例，总有效率为91.0%；参苏丸的总有效率为82.0%，对老年体弱者较为适合［彭亿海，皮敦厚.参苏冲剂治疗老年寒性感冒（附100例疗效分析）[J].新中医，1987（08）：54.］。 参苏复方颗粒与参苏丸治疗气虚型感冒患者172例，临床观察结果表明：参苏复方颗粒剂与参苏丸对治疗气虚型感冒均有明显疗效，172例中，痊愈24例、显效44例、有效62例、无效42例，其总有效率分别为74%、77%。实验研究证实：二者均有解热镇痛、止咳祛痰、增加网状内皮系统吞噬功能的作用，且二者作用强度相当［潘敏求，杨永华，徐华雄，等.参苏复方颗粒与参苏丸的临床对比观察和试验研究[J].湖南中医杂志，1994，10（05）：7-9.］。

续表

药理毒理	本品有解热、抗炎、镇咳、镇痛、抗流感病毒、增强免疫力等作用。 **1. 解热**。本品对细菌内毒素所致家兔发热有解热作用［湖南省药学技术咨询中心[J].与功能主治有关的主要药效学资料及文献资料，1997（3）.］。 参苏饮颗粒与丸剂二者口服0.54g/kg对家兔均具有解热作用。小鼠口服4.5g/kg时均有明显的镇咳、祛痰、提高脾指数和碳廓清指数的作用［魏云，唐映红，刘礼意，等.参苏饮颗粒剂的药理作用研究[J].中药药理与临床，1992（03）：7–9.］。 **2. 抗炎**。本品对角叉莱胶性大鼠足肿胀和巴豆油所致小鼠耳肿胀有抑制作用［湖南省药学技术咨询中心. 与功能主治有关的主要药效学资料及文献资料，1997（3）.］。 参苏饮能在不同时间点不同程度地上调炎症人支气管上皮细胞（16HBE）表达TLR4 mRNA、NF-κ Bp65mRNA、hBD-2mRNA，且全方组的效应优于拆方组。表明参苏饮能促进hBD-2表达与TLR4-NF-κ B通路有很大的相关性［宋俊华，马莉，卫丽，等. 参苏饮含药血清对炎症人支气管上皮细胞表达hBD-2、TLR4、NF-κ Bp65mRNA的实验研究[J].时珍国医国药，2015，26（12）.］。 参苏饮能够促进炎症人支气管上皮细胞表达hBD-2蛋白，提示参苏饮发挥益气固表、抗菌消炎的物质基础可能与hBD-2有关［徐春肖，马萍，卫丽，等. 参苏饮对炎症人支气管上皮细胞表达β-防御素2（hBD-2）的作用研究[J].湖南中医杂志，2017，33（01）：132–135.］。 NLRP3炎症小体下游炎症因子IL-1β、IL-18很可能参与“肺气虚外感”大鼠模型的炎症病理过程；参苏饮对“肺气虚外感”大鼠病理过程中IL-1β、IL-18的分泌可能起到抑制作用。“肺气虚外感”证病理过程的发生与NLRP3炎症小体存在一定相关性［张发君，马萍，徐春肖，等.参苏饮对“肺气虚外感”大鼠肺组织中IL-1β和IL-18影响实验研究[J].亚太传统医药，2018，14（05）：17–20.］。 **3. 镇咳**。本品能减少枸橼酸所致豚鼠咳嗽次数［湖南省药学技术咨询中心.与功能主治有关的主要药效学资料及文献资料，1997（3）.］。 参苏饮颗粒与丸剂二者给以小鼠口服4.5g/kg时，均有明显的镇咳、祛痰、提高脾指数和碳廓清指数的作用［魏云，唐映红，刘礼意，等.参苏饮颗粒剂的药理作用研究[J].中药药理与临床，1992（03）：7–9.］。 **4. 镇痛**。参苏饮颗粒剂具有明显的镇痛作用［魏云，唐映红，刘礼意，等.参苏饮颗粒剂的药理作用研究[J].中药药理与临床，1992（03）：7–9.］。 **5. 抗A1、A3型流感病毒**。参苏饮颗粒与丸剂均具有较强的抗A1、A3型流感病毒的作用［魏云，唐映红，刘礼意，等.参苏饮颗粒剂的药理作用研究[J].中药药理与临床，1992（03）：7–9.］。 **6. 抗人感染H7N9禽流感**。2013年4月12日，1女性患者感染人感染H7N9禽流感1例，转上海市公共卫生临床中心治疗。起初，用清营汤、葶苈泻肺汤、参苏饮加减治疗，体温下降而未再反跳。续用达原饮、参苏饮、葶苈泻肺汤、复方薤白胶囊等，中西医结合治疗痊愈出院（人感染H7N9禽流感病案三//国家中医药管理局突发公共事件中医药应急专家委员会，中国中医科学院中医临床基础医学研究所.流行病感冒与人感染禽流感诊疗及防控技术指南[M].北京：中国中医药出版社，2013：170–179.）。

续表

药理毒理	**7. 增强免疫力**。按照参苏丸的功能主治，选用主要药效学指标试验，结果表明参苏液与参苏丸具有明显的解热、镇咳、祛痰、抗炎和增强机体免疫作用，且参苏液多数指标优于参苏丸［杨亚斯，王晓阳，谢定成，等.参苏液的药理作用研究[J].中药药理与临床，1995，（02）.］。 **8. 其他**。本品能对抗环磷酰胺所致小鼠的免疫功能低下，能提高巨噬细胞的吞噬功能［湖南省药学技术咨询中心[J].与功能主治有关的主要药效学资料及文献资料，1997（3）.］。
不良反应	目前尚未检索到不良反应报道。
禁忌	尚不明确。
注意事项	1. 风热感冒者慎用。 2. 孕妇慎用。 3. 服药期间忌烟酒及辛辣、生冷、油腻食物。
用法用量	口服。一次1～2丸（9g）或1～1.5袋（6～9g），一日2～3次。
剂型规格	大蜜丸每丸重9g；水丸每10丸重0.6g。
执行标准	《中华人民共和国药典》2010年版一部
推荐来源	《中华人民共和国药典临床用药须知·中药成方制剂卷》（2010年版） 国家卫生健康委办公厅2020年11月3日印发《流行性感冒诊疗方案（2020年版）》 卫生部办公厅2010年4月30日发布《甲型H1N1流感诊疗方案（2010年版）》
生产单位	昆明中药厂有限公司
备注	

三、严重急性呼吸综合征（SARS）

药品名称	板蓝清热颗粒

（详见流行性感冒）

药品名称	苦胆草片
药物组成	龙胆。
功能主治	清热燥湿，泻火。用于目赤口燥，咽喉肿痛。
方解	本方由单味药物坚龙胆组成。坚龙胆苦、寒，归肝、胆、胃经。功能为清热燥湿，利胆泻火，为方中主要治疗性成分。用于肝胆实热所致的胁痛、头痛、口苦、目赤、耳聋、阴肿阴痒诸证。

续表

临床应用	1. **暴风客热**。因外感风热，客如肝经，上攻头目而致，症见目赤肿痛，头痛，口苦，烦躁易怒，小便赤黄，大便秘结，舌红苔黄，脉弦数；急性结膜炎见上述证候者。 2. **喉痹**。因火热伤津，上蒸于咽，气血壅盛，痹阻不通而致咽部红肿、疼痛、口干、口渴，或咽部不适，有异物感；急、慢性咽炎见上述证候者。 3. **胁痛**。因肝胆湿热，肝失疏泄，经络不通而致，症见胁痛，口苦，胸闷纳呆，恶心呕吐，目赤或目黄身黄，小便黄赤，舌红苔黄，脉弦滑数；急性黄疸型肝炎、急性胆囊炎、带状疱疹见上述证候者。 4. **带下阴痒**。因肝胆湿热下注而致，症见带下色黄，稠黏臭秽，外阴瘙痒难忍，阴汗腥臭，口苦口干，舌红苔黄腻，脉弦数；外阴炎、阴道炎、急性盆腔炎见上述证候者。
药理毒理	本品有抗炎、抗病毒、抗氧化活性、抗肺组织纤维化和肝硬化等作用。 1. **抗炎作用**。滇龙胆草能明显减轻肺组织炎症和胶原沉积。抗肺纤维化的机制与下调NF-κB和CTGF蛋白表达有关［皮娜，何琴，钟燕，等.滇龙胆草对非肺纤维化小鼠非组织NF-κB和CTGF表达的影响[J].昆明医科大学学报，2021，42（04）.］。 2. **抗猪蓝耳病毒**。体外抗病毒实验中，龙胆草水提取物、龙胆草总黄酮、龙胆草总苷对猪繁殖与呼吸综合征病毒（PRRSV）具有明显阻断、抑制和灭活作用。并且在3种作用方式中，龙胆草提取物中龙胆草总苷抗PRRSV的效果最好，其次是龙胆草水提取物和龙胆草总黄酮［刘云，朱善元，龚祝南，等. 龙胆草及其提取物体外抗猪繁殖与呼吸综合征病毒作用的研究[J].中国畜牧兽医，2019，46（11）.］。 3. **抗严重急性呼吸综合征（SARS）**。苦胆草片、黄藤素片能降低LPS致ALI小鼠死亡率，减轻和缓解LPS致小鼠ALI的程度，提高PAM的吞噬功能，增强非特异性免疫功能，可防治SARS，降低死亡率，缩短病程［张恒丽，王殿华.治疗SARS云南产中成药物筛选研究[J].昆明医学院学报，2006（02）.］。 4. **抗氧化活性**。龙胆草提取物特别是其乙醇提取物对ABTS+·自由基具有很强的自由基清除能力［李培源，贾智若，霍丽妮，等. 龙胆草总酚含量测定和自由基清除活性研究[J].亚太传统医药，2019，15（01）.］。 　　滇产苦胆草多糖对DPPH自由基最大清除率为24.01%，表明其有一定的抗氧化活性［李月，徐兵，范燕燕，等.滇产苦胆草多糖提取及抗氧化活性研究[J].中国食品添加剂，2018（05）.］。 5. **抗肺组织纤维化和肝硬化**。苦胆草能降低博莱霉素致肺纤维化大鼠肺组织羟脯氨酸含量，减轻肺纤维化程度［王应霞，张丽，张旋，等. 苦胆草对博莱霉素致大鼠肺纤维化的防治作用[J].昆明医科大学学报，2016，37（05）.］。 　　苦胆草主要通过直接抑制胶原合成，促进胶原降解，起到抗纤维化的作用。苦胆草治疗肝纤维化有一定的量效范围。苦胆草可能为治疗肝纤维化和早期肝硬化提供一个新的方法（屈朝霞. 苦胆草对斯氏狸殖吸虫所致肝纤维化的治疗效果[D].昆明医科大硕士研究生论文集，2009-5-1.）。
不良反应	目前尚未检索到不良反应报道。

续表

禁忌	尚不明确。
注意事项	1. 忌烟、酒及辛辣食物。 2. 不宜在服药期间同时服用滋补性中药。 3. 有高血压、心脏病、糖尿病、肝病、肾病等慢性病严重者应在医师指导下服用。 4. 服药3天症状无缓解，应去医院就诊。 5. 儿童、年老体弱者应在医师指导下服用。 6. 对本品过敏者禁用，过敏体质者慎用。 7. 本品性状发生改变时禁止使用。 8. 儿童必须在成人监护下使用。 9. 请将本品放在儿童不能接触的地方。 10. 如正在使用其他药品，使用本品前请咨询医师或药师。
用法用量	口服。一次4片，一日3次。
剂型规格	每片相当于总药材0.4g
执行标准	《中华人民共和国卫生部药品标准·中药成方制剂》第八册WS_3–B–1555–93
推荐来源	《中华人民共和国药典临床用药须知·中药成方制剂卷》（2010年版） 卫生部、国家中医药管理局《传染性非典型肺炎（SARS）诊疗方案（2004年版）》
生产单位	昆明中药厂有限公司
备注	

药品名称	龙胆泻肝片
药物组成	龙胆、黄芩、栀子（炒）、车前子（盐炒）、泽泻、木通、当归（酒炒）、地黄、柴胡、甘草(蜜炙)。
功能主治	清肝胆，利湿热。用于肝胆湿热所致的头晕目赤，耳鸣耳聋，耳部疼痛，胁痛口苦。
方解	本方出自清代汪昂《医方集解》龙胆泻肝汤，是清脏腑热的代表方。方中龙胆上清肝胆实火，下泻肝胆湿热，泻火除湿，两擅其功，切中病机，为君药。黄芩、栀子性味苦寒，清热泻火除湿，以加强君药清热除湿之功用，为臣药。车前子、泽泻、木通清热利水，导湿下行，使湿热之邪从小便而解。肝藏血，肝有热则易伤阴血，且苦寒清热与利水祛湿也容易损伤阴血，故配当归养血活血，地黄养阴清热，使祛邪而不伤正。肝体阴而用阳，喜条达而恶抑郁，而苦寒之药又易郁遏肝木，故配柴胡以舒畅肝胆，以上六味皆为佐药。甘草清热缓急，调和诸药，为使药。诸药合用，共奏清肝胆，利湿热之效。
临床应用	**1. 眩晕头痛。**多因肝胆实火循经上炎而致，症见头痛、眩晕、面红、目赤、烦躁易怒，口苦而干，耳鸣耳聋，舌红苔黄，脉弦数；高血压、神经性头痛、顽固性偏头痛等病见上述证候者。

续表

临床应用	2. **暴风客热**。多因外感风热，引动肝经实火，上攻头目而致，症见目赤肿痛，头痛口苦，烦躁易怒，小便黄赤，大便秘结，舌红苔黄，脉弦数；急性结膜炎见上述证候者。 3. **耳鸣耳聋**。多因肝胆实火上扰清窍而致，症见耳鸣如风雷声，耳聋时轻时重，每于郁怒之后，耳鸣耳聋加重，头痛，眩晕，心烦易怒，舌红苔黄，脉弦数；神经性耳聋见上述证候者。 4. **脓耳**。多因肝胆湿热，上蒸耳窍所致，症见耳内流脓，色黄而稠，耳内疼痛，听力减退，舌红苔黄，脉弦数；化脓性中耳炎见上述证候者。 5. **耳疖**。多因肝胆湿热上结耳道，熏灼肌肤而致，症见耳肿疼痛，口苦咽干，小便黄赤，大便秘结，舌红苔黄，脉弦数；外耳道疖肿见上述证候者。 6. **胁痛**。多因肝胆湿热内蕴，肝络失和，肝失疏泄而致，症见胁痛口苦，胸闷纳呆，恶心呕吐，目赤或目黄身黄，小便黄赤，舌红苔黄，脉弦滑数；急性黄疸型肝炎、急性胆囊炎、带状疱疹等见上述证候者。 7. **淋证**。多因肝胆湿热下注而致，症见小便赤涩热痛，淋沥不畅，小腹急满，口苦而干，舌红苔黄腻，脉弦滑数；急性肾盂肾炎、急性膀胱炎、尿道炎见上述证候者。 8. **带下阴痒**。多因肝胆湿热下注而致，症见妇人带下色黄，稠黏臭秽，外阴瘙痒难忍，阴汗腥臭，口苦口干，舌红苔黄腻，脉弦数；外阴炎、阴道炎、急性盆腔炎见上述证候者。 此外，本品还可用于湿热蕴结引起的湿疹、接触性皮炎等。
药理毒理	本品有改善免疫功能、抗炎、抗病毒及病原微生物、抗菌抑菌、镇痛、抗过敏、抗感染的作用。 1. **改善免疫功能**。龙胆泻肝汤（片、丸）能明显提高动物体内血清溶菌酶与溶血素抗体水平，增强T细胞转化效果，提升小鼠溶血值，进而实现体液免疫调节的作用［王大进.男科应用龙胆泻肝汤规律探讨[J].中国中医药现代远程教育，2010，8（8）：203-204.］。 　　龙胆泻肝汤高、中、低各剂量组均能让淋巴细胞转换率提高，能够促进T淋巴细胞的增值反应，并且存在随剂量增多作用增强的量效关系［章健，赵黎，南淑玲，等.龙胆泻肝汤对正常动物免疫功能的影响[J].中国中医基础医学杂志，2007，13（9）：673-674.］。 2. **抗炎**。龙胆泻肝胶囊（片）能抑制巴豆油致小鼠耳肿胀及角叉菜胶致大鼠肿胀，表明龙胆泻肝胶囊具有抗炎作用［潘经媛，邱银生，朱式欧，等.龙胆泻肝胶囊的抗炎、免疫调节作用[J].时珍国医国药，2006，17（8）：1471-1473.］。 3. **抗病毒及病原微生物**。龙胆泻肝汤联合更昔洛韦治疗水痘-带状疱疹病毒综合征（Hunt综合征）56例，治疗组有效率高达96%，疗效明显［张群，王琴，张远，等.更昔洛韦联合龙胆泻肝汤治疗Hunt综合征56例分析[J].山西医药杂志，2011，40（7）：696-697.］。 　　龙胆泻肝方体外从多个作用环节较强地抑制单纯疱疹病毒2型（HSV-2）。主要以细胞因子IL-12的产生为作用点，来抑制Th1型的淋巴细胞的分化，以治疗生殖器疱疹患者（韩英光. 龙胆泻肝配方颗粒抗生殖器疱疹病毒及对树突状细胞功能影响的体外实验研究[J].湖南中医药大学，2009-05-01.）。

续表

药理毒理	龙胆泻肝汤不同提取部位体外对于白念珠菌生物膜形成，具有明显的抑制作用［俞丽华，陆克乔，施高翔，等.龙胆泻肝汤不同提取部位对白念珠菌生物膜的抑制作用研究[J].中国中药杂志，2014，39（7）：1280–1284.］。 **4. 抗菌抑菌**。龙胆泻肝汤中100%黄芩浸出液具有较广的抗菌及抑菌作用［刘云波，郭丽华，邱世翠.黄芩体外作用研究[J].时珍国医国药，2002，13（10）：596.］。 黄芩对于体外抑制丙酸杆菌具有良好的作用［朱亚芳，赵浩如.中药体外抑制痤疮丙酸杆菌的活性测定[J].药学与临床研究，2009，17（3）：224–226.］。 **5. 镇痛**。龙胆泻肝汤能明显减少小鼠的扭体反应数；显著延长给药后（热板法）1~2h小鼠疼痛反应的潜伏期［浦维娅.龙胆泻肝汤对小鼠的镇痛作用[J].时珍国医国药，2004（07）.］。 **6. 抗过敏**。龙胆泻肝汤煎液和单位提取液，均能明显抑制大鼠皮肤被动过敏反应［谭毓治，胡因铭，赵诗云，等.龙胆泻肝汤的药理作用研究[J].中药药理与临床，1991，7（1）：5–6.］。 **7. 抗感染**。龙胆泻肝汤对家兔有明显的利尿作用，有利于促进代谢废物及毒物排出体外，对于治疗泌尿系统感染收效良好［王喜云，谭大琦，吴焕才.龙胆泻肝汤的药理作用[J].中药药理与临床，1985（2）：7.］。
不良反应	目前尚未检索到关木通改为川木通的龙胆泻肝片的不良反应报道。
禁忌	尚不明确。
注意事项	1. 脾胃虚弱者慎用。 2. 孕妇慎用。 3. 服药期间忌食辛辣、油腻食物。 4. 体弱年老者慎用；对于体质壮实者，亦应中病即止，不可久用。 5. 高血压剧烈头痛，服药后头痛不见减轻，伴有呕吐、神志不清，或口咽歪斜、瞳仁不等症状的高血压危象者，应立即停药并采取相应急救措施。 6. 用本品治疗急性结膜炎时，可配合外滴眼药；治疗化脓性中耳炎时，服药期间宜配合清洗耳道；治疗阴道炎时，亦可使用清洗剂冲洗阴道。
用法用量	口服，一次4～6片，一日2～3次。
剂型规格	每片相当于总药材0.84g。
执行标准	《中华人民共和国卫生部药品标准·中药成方制剂》第十二册WS_3-B-2302-97
推荐来源	《中华人民共和国药典临床用药须知·中药成方制剂卷》（2010年版） 卫生部、国家中医药管理局《传染性非典型肺炎（SARS）诊疗方案（2004年版）》
生产单位	昆明中药厂有限公司
备注	

四、甲型H1N1流感

除上述普通流行性感冒药外，还有如下中成药：

药品名称	葛根芩连片

（详见痢疾）

药品名称	蒲公英颗粒
药物组成	蒲公英
功能主治	清热消炎。用于上呼吸道感染，急性扁桃体炎，疖肿。
方解	蒲公英性寒味苦、甘，能清热解毒，消肿散结，利尿通淋。用于疔疮肿毒，乳痈，瘰疬，目赤，咽痛，肺痈，肠痈，湿热黄疸，热淋涩痛。
临床应用	1. **感冒风热证**。外感风热，热毒壅盛所致发热咳嗽，咽喉肿痛，目赤肿痛，舌红苔薄黄，脉浮数；上呼吸道感染见上述证候者。 2. **疔疮肿痛**。火热熏蒸咽喉所致咽喉肿痛，口干舌燥，吞咽作痛，舌红苔黄，脉浮数；流行性腮腺炎（痄腮）、急性鼻窦炎、急性咽炎见上述证候者。 3. **扁桃体炎（乳蛾）**。外感风热，肺胃热盛所致喉核红肿，咽喉肿痛，发热面红，口干舌燥，尿赤，便结，舌红苔黄，脉浮数；急性扁桃体炎见上述证候者。 4. **乳痈**。因热毒壅盛所致的乳汁瘀滞、乳痈，无名肿毒；乳腺增生见上述证候者。 5. **瘰疬**。因痰湿凝滞所致，症见颈项及耳前耳后的一侧或两侧，或颌下、锁骨上窝、腋部结块肿大，一个或数个，皮色不变，推之能动，不热不痛，以后逐渐增大窜生；淋巴结结核见上述证候者。 6. **肺痈**。肺感毒邪，蕴而成痈所致咳嗽，发热，胸痛，咯吐腥臭浊痰，甚至脓血相兼，口干咽燥，舌红，苔黄腻，脉滑数；肺脓疡、慢性阻塞性肺疾患合并感染见上述证候者。 7. **胃痛**。胃热所致胃脘疼痛、嘈杂吞酸，口干口苦，大便秘结，或吐血，便血；急性、慢性胃及十二指肠溃疡、胃窦炎见上述证候者。 8. **肠痈**。因湿热壅塞于肠道而致，症见小腹肿胀，按之则痛，时时发热，盗汗，恶寒，脉迟紧或脉洪数；急性阑尾炎、阑尾周围脓肿见上述证候者。 9. **湿热黄疸**。因肝气不疏，湿热蕴结所致，症见皮肤发黄，胸胁肿痛，口干口苦，心中懊憹，恶心，纳呆，小便赤黄短少，大便秘结，舌红苔黄腻，脉弦数；急性肝炎、胆囊炎见上述证候者。 10. **淋证**。湿热下注，膀胱气化不利而致小便短数，灼热刺痛，溺色黄赤，小腹拘急胀痛，或有寒热，口苦，舌红，苔黄腻，脉濡数；尿路感染见上述证候者。 11.**甲型H1N1流感**。能缓解流感所致的发热、咽痛等症状，并能够降低呼吸道分泌物中甲型H1N1流感病毒载量。

续表

临床应用	**12.膏浊、血浊病**。因痰浊瘀阻所致，症见头晕目眩，视物昏花，目涩，耳鸣，腰膝酸软，肢体麻木，心烦，神疲，舌黯红有裂纹，少苔，脉沉细弦；高脂血症见上述证候者。 **13.石瘿、瘿瘤、肠蕈、症瘕等**。因痰气凝滞所致，症见颈部、胸腹、下腹部或盆腔等皮下肿块，不热不痛；甲状腺瘤、结节性甲状腺肿、肠道肿块、下腹部或盆腔肿块等见上述证候者。
药理毒理	本品有抗炎症及肿瘤、抑菌、抗内毒素、抗甲型H1N1流感病毒、健胃、利胆、通乳、提高免疫调节功能等作用。 **1. 抗炎症及肿瘤**。体外实验，蒲公英能抑制NF-$_{K}$B通路而发挥抗炎作用。NF-$_{K}$B是重要的核转录因子，调节细胞因子、生长因子、趋化因子以及影响凋亡的基因表达，参与多种细胞生命过程，与炎症及肿瘤的发生有密切关系。蒲公英茎和叶的乙醇提取物（阿魏酸、七叶皂苷、咖啡酸、癸酸、木犀草素、木犀草素-7-葡萄苷和香豆酸等），能有效抑制LPS诱导BV2小胶质细胞炎症症状，炎症因子表达减少，调控Nrf2/HO-1和NF-$_{K}$B信号通路有关［Linsha D，Zhuoma D，Yonglong J，et al. Taraxacum officinale Wigg. attenuates inflammatory responses in murine microglia through the Nrf2/HO-1 and NF-κB signaling pathways［J］. Am J Chin Med，2020，48（2）：1-18. 岑丽航，肖瑞林，李苗，等.蒲公英的抗癌抗炎机制研究进展[J].国际药学研究杂志，2020，47（11）：954-961.］。 蒲公英热水提取液有抗肿瘤作用。抗肿瘤活性与给药时间有一定关系（齐香君.蒲公英热水提取液的抗肿瘤作用-抗肿瘤活性与给药时间的关系[J].医药译文选，1985，（3）：35.）。 **2. 抑菌**。蒲公英对金黄色葡萄球菌、溶血性链球菌有较强的杀灭作用，对肺炎双球菌、脑膜炎球菌、白喉杆菌、绿脓杆菌、变形杆菌、伤寒杆菌及卡他球菌有一定的杀菌作用［向开端.蒲公英配方临床应用[J].实用医学杂志，1973，3（1）：31.］。 蒲公英冲剂（颗粒）可治疗幽门螺旋杆菌［纪贤凯，谢如华.蒲公英冲剂治疗幽门螺旋杆菌的临床疗效观察.实用中西医结合杂志，1995，8（1）：17.］。 蒲公英提取液在一定浓度下，可抑制结核菌、杀死钩端螺旋体，抑制一些真菌，而且对耐药菌种也有抑制作用［马彦平，董立.中草药对耐药菌种的抑制作用[J].山西医学杂志，1994，23（3）：42.］。 **3. 抗内毒素**。在蒲公英提取液中，加入内毒素，相互作用后，测得内毒素的活性降低，其减毒倍数为9.3［高淑娟，戴锡珍，要华民.几种清热解毒中药抗内毒素作用的比较实验[J].天津中医，1992（3）：42.］。 **4. 抗甲型H1N1流感病毒**。蒲公英乙酸乙酯萃取物和石油醚萃取物在体外有明显的抗甲型H1N1流感病毒的作用［王晓丹，夏晓玲，赵玉娇，等. 蒲公英有机萃取物的抗甲型H1N1流感病毒作用[J].中国现代应用药学，2015，32（12）.］。 **5. 抗猪流感病毒（SIV）**。体外筛选，对猪流感病毒（SIV），用细胞病变（CPE）观察法、噻唑蓝盐微量酶反应比色法（MTT法）检测细胞活性，可得蒲公英能干扰病毒复制，直接杀灭病毒［杨溢.抗猪流感病毒单味中药的体外筛选[J].山东农业大学，2013-6-5.］。

续表

药理毒理	**6. 健胃**。蒲公英对大鼠应急法及幽门结扎法胃溃疡模型和无水乙醇所致大鼠黏膜损伤模型，均有不同程度的保护作用。其抗溃疡与抗胃黏膜损伤作用，可能与影响胃组织内源性PGF_2的含量有关［黄玲，黄平，王建华，等.党参川芎蒲公英及其配伍抗胃溃疡及抗胃黏膜损伤作用与机制研究[J].中药药理与临床，1991，7（5）：10.］。 蒲公英对清醒大鼠胃酸分泌有抑制作用［尤春来，韩兆丰，朱丹，等.蒲公英对大鼠胃酸分泌的抑制作用及其对胃酸刺激药的影响[J].中药药理与临床，1994，10（2）：23.］。 **7. 利胆、通乳**。国外研究发现，蒲公英有利胆作用。临床对慢性胆囊痉挛及结石症有效。蒲公英叶有疏通乳腺管阻塞、促进乳汁分泌的作用［向开端.蒲公英配方临床应用[J].实用医学杂志，1973，3（1）：31.］。 **8. 提高免疫调节功能**。蒲公英绿原酸提取物对犊牛生长性能和血液免疫指标均较为显著，表明一定程度上，增强了犊牛的免疫力（周博文.蒲公英绿原酸的提取及其提取物对犊牛生产性能和血液免疫指标的影响[J].黑龙江八一农场大学，2016-6-1.）。 **9. 保肝**。蒲公英具有保肝作用［施鹤高.蒲公英保肝作用的药理与临床初步研究[J].中医杂志，1979（12）.］。
不良反应	目前尚未检索到不良反应报道。
禁忌	糖尿病患者禁服。
注意事项	1. 忌烟酒、辛辣、鱼腥食物。 2. 不宜在服药期间同时服用温补性中药。 3. 孕妇慎用。儿童应在医师指导下服用。 4. 脾虚大便溏者慎用。 5. 属风寒感冒咽痛者，症见恶寒发热、无汗、鼻流清涕者慎用。 6. 疮疖较重或局部变软化脓时应到医院就诊。 7. 扁桃体有化脓及全身高热者应去医院就诊。 8. 服药3天症状无缓解，应去医院就诊。 9. 对本品过敏者禁用，过敏体质者慎用。 10.本品性状发生改变时禁止使用。 11.儿童必须在成人监护下使用。 12.请将本品放在儿童不能接触的地方。 13.如正在使用其他药品，使用本品前请咨询医师或药师。
用法用量	开水冲服。一次1袋（15g），一日3次。
剂型规格	每袋装15g。
执行标准	《中华人民共和国卫生部药品标准·中药成方制剂》第八册WS_3-B-1659-93 《中华人民共和国药典》2015年版·蒲公英
推荐来源	卫生部办公厅2010年4月30日发布《甲型H1N1流感诊疗方案（2010年版）》
生产单位	昆明中药厂有限公司
备注	

续表

药品名称	银翘解毒片
药物组成	金银花，连翘，薄荷，荆芥，淡豆豉，牛蒡子（炒），桔梗，淡竹叶，甘草。
功能主治	疏风解表，清热解毒。用于风热感冒，症见发热头痛、咳嗽口干、咽喉疼痛。
方解	方中金银花、连翘辛凉透邪，清热解毒，用量最重，为君药。薄荷、荆芥穗、淡豆豉辛发散表邪，透热外出，为臣药，其中，淡豆豉、荆芥虽为辛温解表之品，但温而不燥，又与金银花、连翘同用，温性被制约，而增强其疏散清热之力。牛蒡子、桔梗宣肺止咳、清利咽喉，淡竹叶甘凉轻清，以清热生津止咳，均为佐药。甘草调和诸药，为使药。诸药并用，共奏疏风解表，清热解毒之功。
临床应用	**感冒风热证**。外感风热所致发热、微恶风寒、鼻塞、流黄浊涕、身热、无汗、头痛、咳嗽、口干、咽喉疼痛、舌苔薄黄、脉浮数；上呼吸道感染见上述证候者。
药理毒理	本品有解热、抗菌和抗病毒等作用。 1. **解热**。银翘解毒片对三联菌苗所致大鼠发热有解热作用［周远鹏，江京莉，严少敏，等.银翘解毒片的药理研究[J].中成药，1990（1）：22. ］。本品及银翘解毒颗粒对伤寒疫苗所致家兔发热有解热作用［魏云，刘礼意，唐映红，等.银翘解毒颗粒与丸剂的药理作用比较[J].中成药，1992，14（8）：32.］。 2. **抗菌**。银翘解毒片能降低肺炎双球菌感染小鼠的死亡数［邢富强，何建国，曹永才.银翘解毒口服液药理实验研究[J].中国中药杂志，1990，15（10）：46.］。体外试验，银翘解毒片11.5～110mg/mL对金黄葡萄球菌、枯草杆菌、变形杆菌、沙门菌、肺炎链球菌、铜绿假单细胞等均有抑制作用［周远鹏，江京莉，严少敏，等.银翘解毒片的药理研究[J].中成药，1990（1）：22.邢富强，何建国，曹永才.银翘解毒口服液药理实验研究[J].中国中药杂志，1990，15（10）：46.］。 3. **抗甲1型、甲3型流感病毒**。体外实验，银翘解毒片对甲1型、甲3型流感病毒有抑制作用［周远鹏，江京莉，严少敏，等.银翘解毒片的药理研究[J].中成药，1990（1）：22.］。鸡胚试验，银翘解毒片和银翘解毒颗粒对流感病毒甲1型、甲3型有抑制作用，降低血凝滴度［魏云，刘礼意，唐映红，等.银翘解毒颗粒与丸剂的药理作用比较[J].中成药，1992，14（8）：32.］。 4. **抗人感染H7N9病毒**。银翘解毒片中连翘对H7N9病毒神经氨酸酶有一定的抑制作用，能抑制流感病毒的繁殖。台湾的传统中药数据库保存了352种中草药的37170个化合物。其中抗呼吸道感染疾病的30味常用中草药的799个化合物分子，对H7N9病毒神经氨酸酶有抑制作用的化合物，筛选得到3个亲和力高于国外上市的抗流感药物扎那米韦（Zanamivir）的天然小分子化合物。这3个化合物存在于连翘、大黄和甘草之中［史海龙，李军，魏敏慧，等.传统中药中H7N9病毒神经氨酸酶抑制剂的计算机虚拟筛选[J].时珍国医国药，2016，3（27）：762-765.］。

续表

药理毒理	**5. 抗新型冠状病毒**。应用中药系统药理学分析平台，通过WebGestalt数据库和KOBAS 3.0数据库对银翘散作用靶点进行GO分析和KEGG富集分析，筛选出潜在通路并分析其作用机制。结果共筛选出153个银翘散生物活性成分和580个靶点，核心靶点为PTGS2、HSP90AA1、AR、PCP4、F7，主要涉及PI3K-Akt信号通路、MAPK信号通路、细胞凋亡途径、细胞衰老通路、非小细胞肺癌通路等信号通路。分子对接结果显示类黄酮、山柰酚等核心化合物与新型冠状病毒肺炎（COVID-19）推荐用药的亲和力相似。银翘散可通过血管紧张素Ⅱ（angiotensin converting enzyme 2，ACE2）和丝氨酸蛋白酶（recombinant transmembrane protease serine 2，TMPRSS2）等结合，作用于PTGS2、HSP90AA1、AR、PCP4、F7等靶点调节多条信号通路，从而发挥其整体调节效应而治疗新型冠状病毒感染的肺炎（COVID-19）［曹学帅，刘乐平，徐昕怡，等.基于网络药理学和分子对接技术探索银翘散治疗小儿新型冠状病毒肺炎活性化合物的研究[J].中医学报，2020，35（09）：1817-1826.］。 在西医常规治疗基础上，采用银翘散联合三仁汤加减治疗20例，结果显示，能够改善新型冠状病毒肺炎普通型湿毒郁肺证患者临床症状，缩短体温复常时间，提高病毒核酸转阴率［戴广川，张向荣，高卫卫，等. 银翘散联合三仁汤加减治疗新型冠状病毒肺炎普通型湿毒郁肺证20例[J].安徽中医药大学学报，2020，39（05）.］。 **6. 抗炎**。银翘解毒片对二甲苯所致小鼠耳肿胀及蛋清性大鼠足肿胀均有抑制作用［肖锦仁，吴红娟，邱赛红，等.银翘散煎剂与颗粒剂药效学作用的比较研究[J].中药材，2002，25（2）：114-117.］。 **7. 镇痛**。热板法和扭体法试验结果表明，银翘解毒片和银翘解毒颗粒均能延长疼痛反应潜伏期，减少扭体次数［肖锦仁，吴红娟，邱赛红，等.银翘散煎剂与颗粒剂药效学作用的比较研究[J].中药材，2002，25（2）：114-117.］。
不良反应	据文献报道，银翘解毒丸有心慌、胸闷、憋气、呼吸困难、大汗淋漓、面色苍白、眼前发黑、恶心呕吐的过敏反应及过敏休克［刁云华，刘秀丽.服银翘解毒丸致过敏性反应1例[J].中国中药杂志，2003，28（4）：384.］。
禁忌	对本药物过敏者禁用。
注意事项	1. 本品疏风解表，清热解毒，风寒感冒者慎用。 2. 孕妇慎用。 3. 服药期间忌烟酒及辛辣、生冷、油腻食物。
用法用量	口服。一次4片，一日2～3次。
剂型规格	每片重0.52g（相当于饮片1.1g）。
执行标准	《中华人民共和国药典》2010年版第一增补本
推荐来源	《中华人民共和国药典临床用药须知・中药成方制剂卷》（2010年版） 卫生部办公厅2010年4月30日发布《甲型H1N1流感诊疗方案（2010年版）》 国家卫计委办公厅2013年4月10日发布《人感染H7N9禽流感诊疗方案》（2013年第2版） 云南中医药大学、云南省中医药学会2020年2月1日发布《防控新型冠状病毒感染肺炎中成药使用建议》

续表

生产单位	昆明中药厂有限公司
备注	

药品名称	**桑菊感冒片**
药物组成	桑叶、菊花、薄荷素油、苦杏仁、桔梗、连翘、芦根、甘草。
功能主治	疏风清热，宣肺止咳。用于风热感冒初起，头痛，咳嗽，口干，咽痛。
方解	处方出自清代名医吴鞠通《温病条辨》的名方“桑菊饮”，在清热解表类药中，被后世医家称为“辛凉轻剂”。方中桑叶疏散风热，宣肺止咳，菊花甘凉轻清，清利头目，同为君药。薄荷协助君药以疏散上焦风热，杏仁肃降肺气，桔梗宣肺止咳，二药一宣一降，增强肺之宣降功能而止咳，三者共为臣药。连翘苦辛性寒，清热透表解毒，芦根甘寒，清热生津而止渴，共为佐药。甘草调和诸药，为使药。与桔梗相伍，又可利咽喉。诸药配伍，共奏疏风清热，宣肺止咳之功，为治疗风温之邪侵袭肺卫的代表方剂。
临床应用	**1. 感冒**。外感风热所致，症见感冒初期，头痛，咳嗽，口干，咽痛，舌红，苔黄，脉浮数；上呼吸道感染见上述证候者。 **2. 咳嗽**。风热客肺，肺气不宣所致，症见咳嗽，口干，咽干或痛，舌红，苔薄黄，脉浮数；上呼吸道感染、急性支气管炎见上述证候者。 临床治疗成人支原体肺炎（MPP）患者86例，采用莫西沙星与桑菊感冒片联用治疗成人支原体肺炎（MPP）患者的疗效较显著，有效缓解了咳嗽、发热、肺部啰音等症状，安全性较高［李志军. 莫西沙星与桑菊感冒片联用对成人支原体肺炎（MPP）患者的临床疗效及其安全性评价[J].抗感染药学，2018，15（02）.］。 **3. 小儿咳嗽**。1～14岁风热犯肺所致，症见咳嗽、痰黄而稠、鼻塞、流浊涕、发热（体温在39℃以下）、恶风、咽红而肿，舌尖红、苔薄白或微黄，脉浮数；小儿上呼吸道感染、急性支气管炎见上述证候者。 临床治疗小儿咳嗽100例，服用桑菊感冒片合复方丹参片治疗小儿风热犯肺型咳嗽，随机分组（治疗组100例，对照组60例），结果治疗组总有效率97.0%，对照组总有效率93.3%。两组总有效率比较有统计意义（$P<0.05$）。桑菊感冒片合复方丹参片治疗小儿风热犯肺型咳嗽可改善肺系微循环，提高疗效［王丽，郭萍，高云丽，程毅.桑菊感冒片合复方丹参片治疗小儿咳嗽100例[J].中医儿科杂志，2007，3（4）：36–37.］。
药理毒理	本品有发汗、解热和抗炎等作用。 **1. 发汗**。桑菊饮能使正常大鼠汗腺分泌增加。 **2. 解热**。桑菊感冒合剂可降低五联菌和啤酒酵母所致发热动物的体温［许俊杰.古典清热方对家兔体温的影响[J].中药周报，1986（1）：51.］。 **3. 抗炎**。桑菊饮对实验性急性炎症模型有较强抑制作用，其作用可能与兴奋下丘脑–垂体–肾上腺皮质轴有关［杨奎，曾南，沈映君，等.桑菊饮抗炎作用的研究[J].中药药理与临床，1994（8）：4.］。

续表

药理毒理	**4. 抗甲型H1N1流感病毒**。桑菊饮、麻杏石甘汤可迅速退热，改善咳嗽、咽痛、头痛等症状，缩短甲型H1N1流感病程［王玉光，王晓静，杜宏波，等.6例甲型H1N1流感确诊病例中西医证治报告[J].北京中医药，2009，28（06）.］。 **5. 抗禽流感**。以100μL H5N1禽流感病毒滴鼻，复制禽流感小鼠模型，观察各组小鼠一般情况，结果藿香正气散、桂枝汤、桑菊饮对小鼠的体温有保护作用，减缓了小鼠的体质量下降，延长了小鼠的存活时间，可显著减低肺指标（$P<0.05$），对禽流感病毒具有一定的防治作用［刘忠华，张薇，林培政，等.不同中药复方对禽流感病毒感染模型小鼠的影响[J].广州中医药大学学报，2010，27（03）.］。 **6. 提高免疫力**。银翘散合桑菊饮加减方的靶蛋白中涉及流感基因436个、生物进程261个、KEGG通路125个。除共同涉及的大量流感基因与信号通路外，银翘散合桑菊饮加减方涉及基因SIRT1、CAT和Th17细胞分化、T细胞受体信号通路、神经营养素信号通路。银翘散合桑菊饮加减方通过多靶标、多通路调节人体，其功能更集中于提高人体的免疫能力，促进宿主自身抗感染能力［白辰，刘铁钢，徐竞男，等.基于网络药理学的银翘散合桑菊饮加减方、麻杏石甘汤加减方与抗病毒西药作用机制比较——以2018初冬流行性感冒轻症为例[J].中医杂志，2019，60（11）.］。 **7. 其他**。桑菊饮能抑制新斯的明诱发的小鼠肠道运动亢进。
不良反应	目前尚未检索到不良反应报道。
禁忌	尚不明确。
注意事项	1. 风寒外感者慎用。 2. 服药期间忌食辛辣、油腻食物。
用法用量	口服。一次4～8片，一日2～3次。
剂型规格	铝塑泡罩，8片×10板/盒。
执行标准	《中华人民共和国药典》2010年版一部
推荐来源	《中华人民共和国药典临床用药须知·中药成方制剂卷》（2010年版） 卫生部办公厅2010年4月30日发布《甲型H1N1流感诊疗方案（2010年版）》 国家卫计委办公厅2013年4月10日发布《人感染H7N9禽流感诊疗方案》（2013年第2版） 云南中医药大学、云南省中医药学会2020年2月1日发布《防控新型冠状病毒感染肺炎中成药使用建议》
生产单位	昆明中药厂有限公司
备注	

药品名称	羚翘解毒片
药物组成	羚羊角粉、山银花、连翘、荆芥穗、薄荷、淡豆豉、淡竹叶、牛蒡子（炒）、桔梗、冰片、甘草。

续表

功能主治	辛凉解表，清热解毒。用于外感温邪或风热引起的畏风发热、四肢酸懒、头痛鼻塞、咳嗽咽痛。
方解	处方是清代名医吴鞠通《温病条辨》的名方“银翘散”加味，为“辛凉平剂”，是治外感风热的常用方。方中金银花、连翘辛凉解表，清热解毒，共为君药。荆芥穗解表散风，薄荷宣散风热，透邪外出，淡豆豉、淡竹叶辛凉解表，除烦宣肺，羚羊角粉清肺解毒，共为臣药。牛蒡子、桔梗疏散风热，清利咽喉，冰片芳香开窍，共为佐药。甘草调和诸药，为使药。诸药共奏疏风解表，清热解毒之功。
临床应用	**感冒风热证**。外感湿邪或风热所致发热恶风，四肢倦怠，头痛，鼻塞，咳嗽，咽痛；上呼吸道感染见上述证候者。
药理毒理	本品有解热、抗炎、镇痛、保护肺组织、抗病毒等作用。 **1. 解热**。本品能抑制鲜啤酒酵母菌引起的大鼠体温升高；对伤寒菌苗致热家兔有解热作用［幺雅娟，李芸，刘艳丽，等.羚翘解毒丸药理作用研究[J].中成药，1996，17（4）：31.］。 **2. 抗炎**。本品能抑制巴豆油所致小鼠耳肿胀（同上）。 **3. 镇痛**。本品对醋酸所致小鼠扭体反应有抑制作用，并能延长热刺激引起小鼠疼痛反应的潜伏期（同上）。 **4. 保护肺组织**。以亚洲流感病毒甲型H1N1鼠肺适应株（FM1）滴鼻感染Balb/c小鼠，银翘散灌胃治疗，结果可显著提高小鼠的生存率（$P<0.01$），降低肺指数（$P<0.05$），降低肺组织中流感病毒拷贝（$P<0.05$），银翘散对流感病毒FM1株感染的小鼠具有保护作用［张照研，张会敏，周喆，等. 银翘散对H1N1流感病毒感染小鼠的保护作用[J].世界中西医结合杂志，2015，10（05）.］。 **5. 抗甲型H1N1流感病毒**。桑菊饮、银翘散加味治疗甲型H1N1流感，可迅速退热，改善咳嗽、咽痛、头痛等临床症状［王治中，马建忠，唐文森，等. 运用卫生部中医治疗方案甲型HlNl流感病例轻症患者167例临床特征及治疗观察[J].中国实用医药，2011，6（32）.］。 **6. 抗人感染H7N9病毒**。连翘中的化合物分子结构，与H7N9病毒神经氨酸酶的抑制剂的化合物结构相似。用分子对接方法，从传统中药数据库中筛选H7N9病毒神经氨酸酶的抑制剂，结果在能抗呼吸道感染疾病的30味常用中草药中，起抗病毒作用的有799个化合物分子，其中得到3个亲和力高于国外上市的抗流感药物扎那米韦（Zanamivir）的天然小分子化合物，这些化合物来自连翘、大黄和甘草之中［史海龙，李军，魏敏慧，等.传统中药中H7N9病毒神经氨酸酶抑制剂的计算机虚拟筛选[J].时珍国医国药，2016，3（27）：762-765.］。 **7. 其他**。本品可增强小鼠单核巨噬细胞的吞噬功能［幺雅娟，李芸，刘艳丽，等.羚翘解毒丸药理作用研究[J].中成药，1996，17（4）：31.］。
不良反应	目前尚未检索到不良反应报道。
禁忌	尚不明确。

续表

注意事项	1. 风寒感冒者慎用。 2. 服药期间忌食生冷、油腻食物。
用法用量	用芦根汤或温开水送服，一次4片，一日2次。
剂型规格	每片重0.55g。
执行标准	《中华人民共和国卫生部药品标准·中药成方制剂》第二十册WS_3-B-4002-98
推荐来源	《中华人民共和国药典临床用药须知·中药成方制剂卷》（2010年版） 卫生部办公厅2010年4月30日发布《甲型H1N1流感诊疗方案（2010年版）》 国家卫计委办公厅2013年4月10日发布《人感染H7N9禽流感诊疗方案》（2013年第2版）
生产单位	昆明中药厂有限公司
备注	

药品名称	**藿香正气丸（颗粒）**
药物组成	广藿香、紫苏叶、白芷、姜厚朴、大腹皮、姜半夏、陈皮、苍术、茯苓、甘草。
功能主治	解表退热，和中理气。用于外感风寒，内伤饮食，憎寒壮热，头痛呕吐，胸膈满闷，中暑霍乱。
方解	方中藿香味辛，性微温，既可解表散风寒，又芳香化湿浊，且辟秽和中，升清降浊，以为君药。以紫苏、白芷二药辛温散发，助藿香外散风寒，芳化湿浊，为臣药。厚朴、大腹皮行气燥湿、除满消胖，半夏、陈皮燥湿和胃、降逆止呕，苍术、茯苓燥湿健脾、和中止泻，共为佐药。甘草调和脾胃与药性，为使药。诸药相合，共奏解表化湿，理气和中之效。
临床应用	**1. 感冒**。外感风寒，内伤湿滞所致的恶寒发热，头身困重疼痛，胸脘满闷，恶心纳呆，舌质淡红，舌苔白腻，脉浮缓；胃肠型感冒见上述证候者。 **2. 呕吐**。湿阻中焦所致的呕吐，脘腹胀痛，伴发热恶寒，周身酸困，头身疼痛；胃肠型感冒见上述证候者。 **3. 泄泻**。湿阻气机所致的泄泻暴作，便下清稀，肠鸣，腹痛，脘闷，纳呆，伴见恶寒发热，周身酸楚；胃肠型感冒见上述证候者。 **4. 中暑**。外感暑湿、气机受阻所致的突然恶寒发热，头晕昏沉，胸脘满闷，恶心欲呕，甚则昏仆，舌苔白厚腻。 此外，藿香正气丸（颗粒）还有治疗霍乱、水土不服、皮肤癣的报道。
药理毒理	本品有抗过敏、镇吐、镇痛、解热、抗菌、抗病毒等作用。

续表

药理毒理	**1. 对肠蠕动的影响**。藿香正气丸（液、颗粒）可促进大鼠为排空及肠推进运动，此作用与其对P物质的影响有关［杨国全，胡德耀，戴裕光，等.藿香正气液对大鼠P物质的影响[J].中国药房，2005，16（13）：982.］。藿香正气水（丸、颗粒）能抑制家兔、豚鼠等试验动物离体肠肌的自发活动，并能缓解组胺、乙酰胆碱、氯化钡等所致肠肌痉挛［田文艺，兰芳，肖永新，等.藿香正气胶囊和藿香正气水药理作用的比较[J].中成药，1990，12（4）：31.刘中煜，袁美明，聂正惠，等.藿香正气水解痉、镇痛和抗菌作用试验观察[J].中草药，1984，15（12）：15.］。藿香正气水（颗粒、丸）灌胃能抑制乙酰胆碱所致在体家兔肠肌张力的增高［周雪仙，王克美.藿香正气丸（水）对肠平滑肌的作用[J].湖南中医学院学报，1984（1）：62.高振贺，姚林富，王红.藿香正气冲剂与水剂对家兔在体肠瘴疠影响的比较[J].天津药学，1991，3（1）：15.尹宝莲，谢克华.藿香正气冲剂的药理及临床观察[J].中草药，1992，23（9）：479.］，抑制毒扁豆碱所致犬、家兔在体肠管的痉挛性收缩［周雪仙，王克美.藿香正气丸（水）对肠平滑肌的作用[J].湖南中医学院学报，1984（1）：62.］。 **2. 对肠屏障功能损伤大鼠的保护作用**。藿香正气软胶囊可降低肠屏障功能损伤大鼠血清TNF-α水平及血浆二胺氧化酶活性，增加小肠上皮细胞膜的流动性，降低血清NO浓度［谢肆聪，唐方.藿香正气胶软囊对肠屏障功能保护作用的机理研究[J].中国中药杂志，1994（4）：60.］。 **3. 抗过敏**。藿香正气水（丸、颗粒）在体外可抑制大鼠肥大细胞脱颗粒。藿香正气水（丸、颗粒）含药血清也能抑制嗜碱粒细胞的脱颗粒及IL-3所致组胺释放［余传星，朱玲.藿香正气口服液抗肥大细胞脱颗粒的机制探讨[J].中成药，2002，24（2）：120.］。 **4. 镇吐**。藿香正气丸（颗粒）对硫酸铜所致家鸽的呕吐反应，可延长其发生的潜伏期，减少呕吐次数，还可以抑制小鼠胃肠蠕动［魏云，唐映红，吉兰.藿香正气颗粒与丸剂药理作用比较研究[J].湖南中医杂志，1992（5）：46.］。 **5. 镇痛**。藿香正气丸（颗粒）可减少醋酸所致小鼠扭体次数，提高热板法试验小鼠痛阈（同上）。 **6. 解热**。藿香正气颗粒对伤寒菌所致发热家兔有一定解热作用（同上）。 **7. 抗菌**。藿香正气丸（颗粒）能抑制痢疾杆菌、大肠杆菌的生长［田文艺，兰芳，肖永新，等.藿香正气胶囊和藿香正气水药理作用的比较[J].中成药，1990，12（4）：31.］。 **8. 抗流感病毒（甲型H1N1流感）**。藿香正气丸（颗粒）能使流感病毒感染的鸡胚的血凝滴度下降［魏云，唐映红，吉兰.藿香正气颗粒与丸剂药理作用比较研究[J].湖南中医杂志，1992（5）：46.］。 藿香正气散加减（减陈皮，加柴胡、大青叶、连翘、芦根、茅根、杏仁、川贝、玄参、莱菔子）治疗急性高热期甲型H1N1流感1例有效［吴小意.秦玉龙辩治外感高热验案1例[J].江西中医药，2011，42（06）:19-20.］。

续表

药理毒理	9. **抗新型冠状病毒**。藿香正气散所含中药的224个活性成分与新型冠状病毒肺炎（COVID-19）伴胃肠道症状相关的原癌基因（JUN）、丝裂原激活蛋白激酶8（MAPK8）、MAPK14、促生存因子基因（BCL2L1）、表皮生长因子受体、白细胞介素-6（IL-6）等50个靶基因相互作用。GO富集分析得到相关条目共1579个，主要涉及对细菌起源分子的反应、对氧化应激的反应、MAPK活性等信号通路。KEGG通路富集分析得到133条信号通路，主要涉及肿瘤坏死因子信号通路、IL-17信号通路等；分子对接结果显示藿香正气散中柚皮素与靶基因IL-6亲和力较强。表明藿香正气散可通过多靶点、多通路达到治疗新型冠状病毒肺炎（COVID-19）伴胃肠道症状的效果［施敏，刘富林，夏旭婷，等.藿香正气散治疗新型冠状病毒肺炎伴胃肠道症状的网络药理学研究[J].中国医药导报，2021，18（09）:24-29，197.］。 运用中药系统药理学分析平台（TCMSP）筛选藿香正气方中的活性成分，筛选得到藿香正气方中84个活性成分，1007个成分靶点，疾病靶点236个，两者交集靶点72个。涉及丝裂原活化蛋白激酶1（MAPK1）、白细胞介素-6（IL-6）、MAPK3、MAPK8、肿瘤坏死因子（TNF）、表皮生长因子受体（EGFR）、IL-2等31个核心靶点。GO富集分析显示448个条目，主要集中于细胞凋亡的调控、氧化应激反应、对细胞因子刺激的反应等过程。KEGG富集分析有52条通路，主要参与Toll样受体信号通路、NOD样受体信号通路、ErbB信号通路、血管内皮生长因子（VEGF）信号通路和癌症、免疫、凋亡等相关通路调控。表明藿香正气方的有效成分可通过作用于MAPK1、IL-6、MAPK3、MAPK8、TNF、EGFR等靶点调节多条信号通路，发挥对妊娠期新型冠状病毒肺炎的治疗作用［孙莹，曾凤丽，张拴成，等. 网络药理学方法分析藿香正气方治疗妊娠期新型冠状病毒肺炎的作用机制[J].中国中西医结合杂志，2021，41（06）：701-710.］。 从ETCM和TCMID数据库中搜寻藿香正气液各成分的化合物和靶点，从DrugBank中检索抗病毒药物的靶点，用Cytoscape软件构建和分析网络，用DAVID平台和STRING平台对核心靶点进行各项功能富集分析，结果藿香正气液中84个活性化合物对应601个靶点，其中NR1H2是利托那韦和藿香正气液共有的重要靶点；蛋白-蛋白相互作用网络中核心靶点80个，度值排名前五的依次是NCOA1、JUN、TP53、CSNK2B和HSP90AA1；与抗病毒有关的靶点有NR1H2、AKT1等。KEGG通路与人体细胞白血病病毒1（HTLV-1）感染、卡波西肉瘤相关的疱疹病毒感染、小细胞肺癌、非小细胞肺癌、炎症性肠病等相关。表明与抗病毒药物相比，藿香正气液通过多个化合物、多靶点、多通路发挥作用。该方法初步揭示了藿香正气液治疗新型冠状病毒肺炎（COVID-19）的有效成分及潜在靶点，为其活性成分研究和实验研究提供理论依据［纪敬敏，石新丽，孔静. 基于网络药理学探讨藿香正气液干预新型冠状病毒感染的潜在靶点[J].重庆医学，2020，49（19）：3145-3150.］。 10. **其他**。藿香正气颗粒能提高硫酸镁致泻动物对葡萄糖的吸收，促进外周淋巴细胞、肠组织对3H-TdR的渗入［陈芝喜，陈淑英，林炳鎏，等.藿香正气丸的药理研究[J].中成药研究，1988（1）：45.］。藿香正气口服液能缓解大鼠实验性阿片依赖戒断综合症状［黄德彬，余昭芬，胡泽华.藿香正气口服液对吗啡依赖大鼠戒断症状的影响[J].中成药，2003，25（8）：476.］。

续表

不良反应	据文献报道，藿香正气水的不良反应有药疹、紫癜、休克等过敏反应及肠梗阻、上消化道出血、小儿低血糖［郑桦.藿香正气水引起荨麻疹样药疹1例[J].皮肤与性病，1995（2）：62.］。
禁忌	尚不明确。
注意事项	1. 风热感冒者慎用。 2. 孕妇慎用。 3. 服药期间饮食宜清淡。
用法用量	口服。大蜜丸一次1～2丸，水蜜丸一次6g，颗粒一次1袋（10g），一日2次。
剂型规格	（1）大蜜丸每丸重9g。（2）水蜜丸每10丸重1g。（3）颗粒每袋装10g。
执行标准	国家食品药品监督管理局国家药品标准WS-11365（ZD-1365）-2002-2012Z
推荐来源	《中华人民共和国药典临床用药须知·中药成方制剂卷》（2010年版） 卫生部办公厅2010年4月30日发布《甲型H1N1流感诊疗方案（2010年版）》 国家卫健委办公厅2021年4月14日发布《新型冠状病毒肺炎诊疗方案（试行第八版修订版）》 云南中医药大学、云南省中医药学会2020年2月1日发布《防控新型冠状病毒感染肺炎中成药使用建议》
生产单位	昆明中药厂有限公司
备注	

五、人感染H7N9禽流感

药品名称	桑菊银翘散
药品名称	银翘解毒片
药品名称	桑菊感冒片
药品名称	羚翘解毒片
药品名称	感冒消炎片
药品名称	板蓝清热颗粒
药品名称	参苏丸

（详见流行性感冒和甲型H1N1流感）

六、新冠肺炎

药品名称	藿香正气丸（颗粒）
药品名称	桑菊银翘散
药品名称	银翘解毒片
药品名称	板蓝清热颗粒
药品名称	清肺化痰丸
药品名称	止咳丸（胶囊）
药品名称	桑菊感冒片

（详见流行性感冒和甲型H1N1流感）

药品名称	通宣理肺片（颗粒）
药物组成	紫苏叶、麻黄、前胡、苦杏仁、桔梗、陈皮、姜半夏、茯苓、黄芩、枳壳（炒）、甘草。
功能主治	解表散寒，宣肺止嗽。用于风寒感冒所致的咳嗽，发热恶寒，鼻塞流涕，头痛无汗，肢体酸痛。
方解	方中紫苏、麻黄性温辛散，疏风散寒，发汗解表，宣肺平喘，共为君药。前胡、苦杏仁降气化痰平喘，桔梗宣肺化痰利咽，三药相伍，以复肺脏宣发肃降之机；陈皮、半夏燥湿化痰，茯苓健脾渗湿，以绝生痰之源，共为臣药。黄芩清泻肺热，以防外邪内郁而化热，并防麻黄、半夏等温燥太过，枳壳理气，使气行则痰化津复，共为佐药。甘草化痰止咳，调和诸药，为使药。诸药相合，共奏解表散寒、宣肺止咳之功。
临床应用	**1. 感冒风寒证、咳嗽**。风寒外束，肺气不宣，气逆痰阻所致发热恶寒，恶寒较甚，头痛鼻塞，咳嗽痰白，无汗而喘，骨节身痛，舌苔薄白，脉象浮紧；感冒、急性支气管炎见上述证候者。 通宣理肺丸（片、颗粒）治疗风寒感冒112例，取得较好的疗效。治疗组显效6例，有效37例，无效9例，总有效率为91.9%［曹永莉.通宣理肺丸治疗感冒112例[J].新中医，2002，34（10）：65.］。 通宣理肺冲剂治疗急性上呼吸道感染风寒证160例效果好。治疗组总有效率95%，对照组（常规西药）总有效率87%。二组总有效率比较差异有显著性意义（$P<0.05$）［刘爱华.通宣理肺冲剂治疗急性上呼吸道感染160例[J].光明中医，2005（04）：59-60.］。 **2. 风痰咳嗽（风温、痰饮）**。因风寒外束于表内郁于肺所致的痰饮内停而咳嗽，症见鼻塞流涕、喉痒声浊、咳嗽痰稀或喘、咳白痰，舌质淡，苔薄白，脉浮，尤其65岁以上人员居多；慢性气管-支气管炎、老年性肺炎见上述证候者。 通宣理肺汤治疗风痰咳嗽188例，一周治愈131例，有效48例，无效9例，总有效率为95.2%。表邪重者加防风、羌活、僵蚕；气急加紫苏子［周基邦.通宣理肺汤[J].广西中医药，1993，16（2）：41.］。

续表

临床应用	通宣理肺汤联合左氧氟沙星治疗老年性肺炎90例，利用螺旋CT影响评价，总有效率和治愈率分别为100%和46.7%，效果显著［郭中威，吕淑华. 用螺旋CT影响评价通宣理肺汤结合抗生素治疗老年性肺炎的临床疗效的研究[J].中国当代医药，2013，20（19）：99-100.］。 **3. 小儿咳嗽（小儿咳嗽变异性哮喘）**。小儿正气虚弱，外感寒邪，肺气不得宣发，迁延日久所致，症见气逆而咳嗽，干咳无痰或痰少，泡沫样或黄黏痰，咽痒即咳，受凉加剧，咳甚则伴有恶心呕吐、喘促、声哑，持续或反复超过21天；小儿咳嗽变异性哮喘见上述证候者。 通宣理肺汤（片）加减治疗130 例小儿咳嗽变异性哮喘患儿，临床应用取得了较好的临床疗效，总有效率为93.8%。采用通宣理肺汤治疗小儿咳嗽变异性哮喘的临床效果较佳［郑恩红.通宣李理肺汤治疗小儿咳嗽变异性哮喘130例[J].世界最新医学信息文摘，2017，17（42）：112，117.］。 **4. 伤风鼻塞**。因正气虚弱，风寒侵袭所致，起病较急，症见鼻窍阻塞，夜晚鼻塞尤甚，涕多稀薄，鼻头红赤，鼻塞声重，或鼻痒打喷嚏，伴有恶寒头痛，鼻内黏膜赤红，肿胀，舌苔淡红苔薄白，脉浮紧。急性鼻炎见上述证候者。 通宣理肺丸（片）连续服用3天，应用于患者1例，伤风鼻塞痊愈［靳凤菊.通宣理肺丸临床应用举隅[J].河北中医学报，1997，12（4）：18.］。 **5. 鼻窒**。因肺虚弱，外寒邪气滞留所致，症见鼻塞，多为间歇性，时轻时重，鼻涕白黏、量多，遇寒加重，鼻黏膜肿胀，色淡红，或伴气短乏力、大便溏薄等症，舌质淡，苔薄白，脉细弱；慢性鼻炎见上述证候者。 通宣理肺片配合抗过敏及抗生素口服，临床应用32例，取得满意效果，慢性单纯性鼻炎较肥厚性鼻炎效果好［那森.通宣理肺片治疗慢性鼻炎32例临床分析[J].包头医学院学报，1999，15（2）：11.］。 **6. 鼻鼽**。因正气虚弱，又感受风寒、疫气之邪所致，症见阵发性鼻痒，连续性打喷嚏，鼻塞，流清涕，鼻黏膜水肿，持久不愈，遇寒凉气温变化则反复出现鼻塞、流清涕；变应性鼻炎、过敏性鼻炎见上述证候者。 通宣理肺丸（片、颗粒）合玉屏风散治疗风寒诱发的过敏鼻炎35例，收效良好［玛丽珍.通宣理肺丸合玉屏风散治疗风寒诱发的过敏鼻炎35例[J].中国民间疗法，2013，21（12）：53.］。 **7. 荨麻疹**。因平素肺气失宣，又遇汗出当风致使风邪内束肌肤，内乘于肺，正邪相搏而瘀肤发疹，症见全身或面部瘙痒，抓之迅速出现大小不等的风团，风团略高起于皮肤，皮疹颜色周围稍红，中央稍白，界限清晰，或数个皮疹联结成片，伴有鼻塞喷嚏，脉浮；荨麻疹见上述证候者。 通宣理肺丸（片）合黄芪、桂枝、防风等祛风固卫之剂，连服10剂，荨麻疹1例痊愈［那森.通宣理肺片治疗慢性鼻炎32例临床分析[J].包头医学院学报，1999，15（2）：11.］。 此外，通宣理肺丸治暴聋［葛银燕，葛蕾，郭峰山.通宣理肺丸疗暴聋[J].浙江中医杂志，2001（08）：348.］。

续表

药理毒理	本品有镇咳、祛痰、平喘、解热、抗炎等作用。 **1. 镇咳**。通宣理肺片（颗粒）能延长枸橼酸所致豚鼠咳嗽潜伏期，减少咳嗽次数；能延长氨水所致小鼠咳嗽潜伏期，减少2分钟内的咳嗽次数。本品对电刺激引起的豚鼠咳嗽有抑制作用［谭毓治，赵诗云，吕武清.通宣理肺颗粒剂药效学研究[J].中药药理与临床，1995（2）：11.］。 通宣理肺冲剂能明显地对抗组胺引起的肺支气管收缩，增加灌流量。并具有一定镇咳、镇痛及抑菌作用［仲非，韩莹.通宣理肺冲剂的部分药理作用研究[J].中草药，1993，24（08）：427–428.］。 **2. 祛痰**。通宣理肺片（颗粒）能增加大鼠气管排痰量（同上）。 **3. 平喘**。通宣理肺片（颗粒）能够延长磷酸组胺和氯化乙酰胆碱所致豚鼠喘息的潜伏期（陈奇.中成药名方药理与临床[M].北京：人民卫生出版社，1998：880.）。 通宣理肺丸（片、颗粒）能松弛气管平滑肌，对乙酰胆碱——组胺所诱发的动物哮喘有明显的平喘作用［徐彭，欧阳永伟，楼兰英，等.通宣理肺丸的试验结果[J].江西中医学院学报，1991（3）:55.］。 **4. 解热**。通宣理肺片（颗粒）对大肠杆菌内毒素所致大鼠发热有解热作用［谭毓治，赵诗云，吕武清.通宣理肺颗粒剂药效学研究[J].中药药理与临床，1995（2）：11.］。 **5. 抗炎**。通宣理肺片（颗粒）能抑制蛋清所致大鼠肿胀，抑制醋酸所致小鼠腹腔毛细血管通透性增高（同上）。 **6. 抗菌**。通宣理肺片（颗粒）对白色葡萄球菌、金黄色葡萄球菌及溶血性链球菌均有抑菌作用（同上）。 **7. 抗流感病毒**。通宣理肺片（颗粒）对流感病毒感染所致肺炎小鼠具有治疗作用（同上）。 **8. 其他**。通宣理肺片（颗粒）能延长醋酸所致小鼠扭体反应潜伏期，减少扭体反应次数（同上）。
不良反应	目前尚未检索到不良反应报道。
禁忌	尚不明确。
注意事项	1. 风热或痰热咳嗽、阴虚干咳者慎用。 2. 孕妇慎用。 3. 服药期间，饮食宜清淡，忌烟、酒及辛辣食物。 4. 本方含有麻黄，心脏病、高血压病患者慎用。
用法用量	口服。片剂一次4片，一日2～3次。颗粒剂一次1袋（9g），一日2次。
剂型规格	（1）片剂薄膜衣每片重0.3g。（2）颗粒剂每袋装9g。
执行标准	国家食品药品监督管理局国家药品标准WS–11281(ZD–1281)–2002–2012Z
推荐来源	《中华人民共和国药典临床用药须知·中药成方制剂卷》（2010年版） 云南中医药大学、云南省中医药学会2020年2月1日发布《防控新型冠状病毒感染肺炎中成药使用建议》
生产单位	昆明中药厂有限公司
备注	医学观察期、临床治疗期

续表

药品名称	补中益气丸
药物组成	炙黄芪、党参、炒白术、炙甘草、当归、陈皮、升麻、柴胡。
功能主治	补中益气，升阳举陷。用于脾胃虚弱、中气下陷所致的泻泄、脱肛、阴挺，症见体倦乏力、食少腹胀、便溏久泻、肛门下坠或脱肛、子宫脱垂。
方解	本方重用炙黄芪甘温，能健脾益气，升阳举陷，为君药，党参、白术、炙甘草补中益气，健脾和胃，为臣药。与黄芪合用，增强补中益气之力。气虚日久，营血亏虚，故取当归养血和血，助人参、黄芪补气养血；陈皮理气和胃，使补而不滞；并以少量升麻、柴胡升阳举陷，辅助君药升提下陷之中气，为佐药。炙甘草又可调和众品，兼为使药。诸药合用，共奏补中益气、升阳举陷之功。
临床应用	**1. 泄泻**。脾胃虚弱，中气下陷所致，症见大便溏泻，久泻不止，水谷不化，少进油腻等不易消化之物，则大便次数增多，气短，肢倦乏力，纳食减少，脘腹胀闷，面色萎黄，肢倦乏力，舌淡苔白，脉细弱；慢性肠炎、慢性结肠炎、术后胃肠功能紊乱见上述证候者。 **2. 脱肛**。脾胃虚弱，中气下陷所致，症见肛门下坠或脱出，劳累、增加腹压、咳嗽等均可脱出，伴面色苍白，唇淡，气短，倦怠乏力，腹胀腹痛，舌淡少苔，脉虚无力。 **3. 阴挺**。脾胃虚弱，中气下陷所致自觉阴道有块状物脱出，阴道坠胀，活动或体力劳动时加重，白带增多，质稀色白，伴精神疲倦，面色苍白无华，四肢无力，心悸，气短，小腹下坠，舌淡苔薄白，脉细弱；子宫脱垂或阴道脱垂见上述表现者。 **4. 气虚型功能性便秘**。补中益气汤联合增液针灸能够缓解气虚型功能性便秘患者100例临床状况，临床疗效显著，患者复发率显著降低［王冬梅，李芳. 补中益气汤联合调中增液针刺治疗气虚型功能性便秘的效果观察[J]. 医学食疗与健康. 2022，20（15）.］。 经腹按摩仪导入补中益气汤凝胶对顽固性便秘90例患者的治疗效果显著，可有效改善患者的临床症状，缓解便秘，且不良反应发生情况较少［丰健宇，李翠云，关辉，等. 经腹按摩仪导入补中益气汤凝胶对顽固性便秘患者的临床疗效[J]. 医学食疗与健康. 2022，20（15）.］。 此外，本品还有治疗胃下垂、消化性溃疡、慢性胃炎、上睑下垂、餐后低血压、头痛、眩晕症、排尿晕厥、多汗症、尿潴留、产后尿潴留、口疮、慢性喉炎、荨麻疹、湿疹、过敏性皮炎、2型糖尿病、混合痔术后顽固性疼痛、小儿厌食症的报道。
药理毒理	本品有调节胃肠运动、抗胃溃疡、促进小肠吸收、增强免疫功能、抗肿瘤、抗突变等作用。 **1. 调节胃肠运动**。本方水煎剂能抑制小肠推进运动，对抗新斯的明引起的小肠推进亢进，拮抗吗啡所致的小肠推进抑制［王汝俊，王建华，邵庭荫，等.补中益气汤“调理脾胃”药理作用研究[J].中药药理与临床，1987，3（2）：4.］；能促进大黄脾虚模型大鼠全消化道的排空（北京师范大学消化生理科研组.对中医脾虚证动物模型的研究与探讨[J].全国中西医结合虚证研究与防治老年病会议资料选编，1982:81.）。

续表

药理毒理	本方水煎剂或丸剂的水混悬液对乙酰胆碱或氯化钡引起的家兔离体小肠痉挛性收缩有拮抗作用，对肾上腺素引起的离体小肠收缩抑制也有拮抗作用。5mg/mL浓度对离体家兔事儿指肠自发活动呈兴奋作用，20mg/mL时则呈抑制作用［王汝俊，王建华，邵庭荫，等.补中益气汤“调理脾胃”药理作用研究[J].中药药理与临床，1987，3（2）：4.北京师范大学消化生理科研组.对中医脾虚证动物模型的研究与探讨[J].全国中西医结合虚证研究与防治老年病会议资料，1982:81.朱自平，苗爱蓉，阎惠勤，等.白术及其复方对家兔离体小肠运动的影响[J].中成药研究，1982（12）：26.］。 **2. 抗胃溃疡**。本方水煎剂对大鼠应激性溃疡、利血平性胃溃疡、幽门结扎性胃溃疡均有抑制作用。能降低溃疡发生率和溃疡指数；减少醋酸法大鼠胃溃疡的溃疡面积，促进溃疡愈合。对无水乙醇、盐酸、氢氧化钠引起的大鼠黏膜的损伤有保护作用［王汝俊，王建华，傅定中，等.补中益气汤的药理作用研究——抗实验性胃溃疡作用与机理[J].中药药理与临床，1991，7（5）：5.］。 对大黄脾虚大鼠可提高胃黏膜的抵抗力，减轻无水乙醇、吲哚美辛对胃黏膜的损伤，降低胃黏膜的损伤指数［杜发斌，王汝俊，邵庭荫，等.补中益气汤的药理作用研究——对小鼠肝、胃组织、血清DNA、RNA、蛋白质合成的作用与机理[J].中药药理与临床，1982，8（3）：1.王汝俊，王建华，劳绍贤，等.补中益气汤对“脾虚”大鼠胃黏膜损伤性的复健作用研究[J].广州中医药大学学报，1995，12（3）：31.］。 **3. 对消化液分泌的影响**。本方水煎剂10g/kg十二指肠一次给药，可提高幽门结扎大鼠蛋白酶活性并增加其排出量，20g/kg、30g/kg则抑制胃分泌，使胃液分泌量、总酸排出量、胃蛋白酶排出量减少。本方可抑制氯化乙酰胆碱、五肽胃泌素、磷酸组胺的促胃酸分泌作用，使胃酸分泌量、总酸排出及胃蛋白酶排出量减少［王汝俊，王建华，劳绍贤，等.补中益汤“调理脾胃”的药理作用研究——对胃酸、胃蛋白酶分泌的影响[J].中药药理与临床，1988，4（3）：16.］。 亚急性大鼠胰外分泌试验，本方水煎剂十二指肠给药可促进清醒大鼠胰液的分泌，增加胰液蛋白浓度和胰蛋白排出量［王汝俊，王建华，劳绍贤，等.补中益汤“调理脾胃”的药理作用研究——对胰液、胆汁分泌的影响[J].中药药理与临床，1988，4（4）：5.］。 **4. 促进小肠吸收**。本方水煎液可增加小鼠体重及小鼠小肠游离肠袢对3H–葡萄糖的吸收［王汝俊，王建华，邵庭荫，等.补中益气汤“调理脾胃”药理作用研究[J].中药药理与临床，1987，3（2）：4.］。 **5. 增强免疫功能**。本方水煎液可提高幼年小鼠脾脏湿重，恢复由可的松引起的雄性小鼠胸腺萎缩［横田正实.中国传统医学“扶正”的研究——十全大补汤、补中益气汤对皮质素副作用的减轻作用[J].国外医学·中医中药分册，1989，11（4）：57.］；提高大黄脾虚模型小鼠脾脏干扰素（IFN–γ）效价及自然杀伤细胞（NK）、白细胞介素Ⅱ（IL–2）的活性［万幸，梁文若，王建华，等.补中益气汤对正常及脾虚模型小鼠NKC–IL–2–IFN–γ调节网的影响[J].中国免疫学杂志，1993，9（3）：1.］；提高截肢应激小鼠红细胞C_{3b}受体（RBC–C_{3b}R）花环率、使红细胞免疫复合物（RBC–IC）花环率下调及NK细胞活性降低［汤斌，吴敏毓.TRH与补中益气汤合用对应激小鼠NH活性及内分泌的影响[J].中国中西医结合杂志，1994，14（2）：104.］。

续表

药理毒理	**6. 对血压和心率的影响**。本方小剂量可兴奋蛙的心肌，使其收缩力加强，过量则呈抑制作用。十二指肠给药可升高麻醉大鼠收缩压、舒张压和平均血压，使心率减慢［谢人明，冯英菌，刘小平，等.补中益气丸的心血管作用及耐缺氧作用[J].中药药理与临床，1991，7（6）：9.］。 **7. 兴奋子宫**。本方醇提剂对在体子宫及其周围组织有选择性兴奋作用，且其对子宫的兴奋作用不受阿托品的影响；也能兴奋离体家兔子宫［顾小痴.中药补中益气汤治疗子宫脱垂疗效及其药理学研究的初步报告[J].天津医药，1960（1）：4.］。 **8. 抗肿瘤、抗突变**。本方水煎剂能降低N–亚硝基肌氨酸乙酯诱发小鼠胃鳞癌的发生率，延长接种宫颈癌小鼠的生存期并使瘤体缩小；降低正常小鼠血清谷丙转氨酶活性，增加荷瘤小鼠红细胞数，提高人血白蛋白、球蛋白比值，增加白蛋白和甲种球蛋白含量，降低丙种球蛋白含量，提高小鼠抗疲劳能力，从而改善荷瘤机体的蛋白质代谢［中医研究院中药研究所.补中益气汤对实验性肿瘤发生发展的初步观察[J].中医药参考，1977（3）：20.］。 本方水煎液可提高环磷酰胺对小鼠S_{180}的抗癌活性，对抗环磷酰胺所致的染色体畸变，对环磷酰胺引起的血细胞下降有升高作用，并可使红细胞弥漫性增生，淋巴母细胞增生活跃［季宇彬，江蔚新，张秀娟，等.补中益气汤对环磷酸铵抗癌活性和毒性的影响[J].中国中药杂志，1989，14（3）48.］。 本方对移植艾氏腹水癌小鼠有延长生存时间的作用，能抑制肿瘤组织中过氧化脂质（LPO）含量的升高［季宇彬，张秀娟.补中益气汤对EAC小鼠癌细胞LPO含量的影响[J].中成药，1992，14（3）：49.］；使荷瘤小鼠肝、脾、胸腺等重量增加，使淋巴细胞、单核细胞以及巨噬细胞吞噬指数增加［伊藤均.汉方方剂的抗肿瘤效果及对网状内皮系统活性的影响[J].国外医学·中医中药分册，1985，7（4）：25.］。体外细胞培养表明，本方能降低实体癌病人外周血淋巴细胞核率［韩冰虹，郑慧敏，张国良，等.补中益气汤对实体癌病人外周血淋巴细胞微核率的影响[J].黑龙江中医药，1992（1）：44.］。对肿瘤患者腹水中脂肪分解活性本方有抑制作用［黑田昌男.补中益气汤改善恶性肿瘤患者症状的效果[J].国外医学·中医中药分册，1986，8（1）：39.］。可减轻化疗、放疗及手术等联合治疗癌肿时所出现的食欲不振、体力下降、白细胞减少及贫血等副作用［锅谷欣市.肿瘤的汉方治疗[J]. 国外医学·中医中药分册，1987，9（5）：52.］。 **9. 对代谢的影响**。本方水煎剂可增加氢化可的松造成的“类阳虚”小鼠肝脏RNA含量［施玉华.中药复方对小鼠氢化可的松模型肝组织的组织学与组织化学研究——右归丸及补中益气汤等研究[J].中医杂志，1983，24（5）：382.］；可促进3H–亮氨酸掺入肝蛋白质合成［朱自平，阎惠勤，魏德泉，等.白术、苍术及其复方对正常小鼠蛋白质合成的影响[J].中成药研究，1985（11）：28.］；可促进肝脏、胃组织及血清中RNA、DNA、蛋白质的合成［杜发斌，王汝俊，邵庭荫，等.补中益气汤的药理作用研究——对小鼠肝、胃组织、血清DNA、RNA、蛋白质合成的作用与机制[J].中药药理与临床，1992，8（3）：1.］。

续表

药理毒理	本品还能增强大黄所致脾虚大鼠饥饿时的血糖调节能力，使其能量代谢调节适应能力增强（北京师范大学消化生理科研组.对中医脾虚证动物模型的研究与探讨[J].全国中西医结合虚证研究与防治老年病会议资料选编，1982:81.）；本品能减少运动后小鼠血乳酸和尿素氮（BUN）含量，加快运动后BUN的恢复［文镜，王津，吴玫.补中益气汤和扶正汤对运动后血乳酸、血尿素氮变化规律的影响[J].中草药，1992，23（5）：257.］。 **10. 对内分泌的影响**。本品能降低原发性精子缺乏症患者血清中促卵泡激素（FSH）平均值（玉舍辉彦.补中益气汤治疗精子缺乏症[J].国外医学・中医中药分册，1988，10（5）:13.）。本品可使截肢术应激模型小鼠促甲状腺激素刺激激素（TSH）有所恢复。使三碘甲状腺氨酸（T_3）、甲状腺素（T_4）维持在正常水平，若与促甲状腺激素释放激素（TRH）合用，效果更为显著［汤斌，吴敏毓. TRH与补中益气汤合用对应激小鼠红细胞免疫功能及下丘脑–垂体–甲状腺轴调整作用的实验研究[J].中国免疫学杂志，1995，16（S）：11. 汤斌，吴敏毓. TRH与补中益气汤对应激小鼠红细胞免疫功能的影响[J].中药药理与临床，1993（4）：7.］。 **11. 抗应激**。本方口服液能延长小鼠耐缺氧死亡时间和游泳时间（补中益气口服液研究组.补中益气口服液药效学及临床验证[J].新药申报资料，1994.）。能提高小鼠常压缺氧的耐受性，延长亚硝酸钠中毒小鼠的存活时间［谢人明，冯英菌，刘小平，等.补中益气丸的心血管作用及耐缺氧作用[J].中药药理与临床，1991，7（6）：9.俞丽霞，陈锡林，章娜英，等.补中益气口服液的药理研究[J].现代应用药学，1989，6（5）：45.］。
不良反应	目前尚未检索到不良反应报道。
禁忌	尚不明确。
注意事项	1. 阴虚内热者慎用。 2. 不宜与感冒药同时使用。 3. 忌食生冷、油腻、不易消化食物。
用法用量	口服。一次1丸，一日2～3次。
剂型规格	大蜜丸每丸重9g。
执行标准	《中华人民共和国药典》2010年版一部
推荐来源	《中华人民共和国药典临床用药须知・中药成方制剂卷》（2010年版） 云南中医药大学、云南省中医药学会2020年2月1日发布《防控新型冠状病毒感染肺炎中成药使用建议》
生产单位	昆明中药厂有限公司
备注	恢复期

药品名称	参苓健脾胃颗粒
药物组成	北沙参、山药（炒）、薏苡仁（炒）、茯苓、砂仁（盐炙）、扁豆（炒）、甘草、陈皮、白术、莲子。
功能主治	补脾健胃，利湿止泻。用于脾胃虚弱，饮食不消，或泻或吐，形瘦色萎，神疲乏力。

续表

方解	本方以北沙参、白术为君药，北沙参甘淡微寒，滋养肺胃之阴，白术甘温而性燥，既可益气补虚，又能健脾燥湿。二药合用，有健脾胃，益气阴之功。茯苓、薏苡仁甘淡，为健脾渗湿之要药；山药、扁豆甘平，既能健脾化湿，又能顾护脾胃之阴，四药共为臣药。砂仁、陈皮辛温芳香，行气和胃，化湿醒脾；莲子甘平而涩，补脾而厚肠胃，既能健脾开胃，又可涩肠止泻，三药俱为佐药。甘草益气和中，调和诸药而为使药。诸药合用，共奏补脾益胃、和中止泻之效。
临床应用	**1. 纳呆**。脾胃气阴不足，不能腐熟、运化水谷所致，症见食欲不振，食后脘痞腹胀，气短、乏力、大便不调，口干不欲饮，舌淡红苔薄，脉细数；神经性厌食、小儿厌食症见上述证候者。 对100例患儿口服参苓健脾胃颗粒（北沙参、山药、薏苡仁、茯苓、砂仁、扁豆等）配合捏脊法治疗。经治100例患儿，结果总有效率97%。参苓健脾胃颗粒配合捏背法可以调整患儿脾胃功能，增进食欲［王红峰，代军胜.参苓健脾胃颗粒配合捏背法治疗小儿厌食症100例[J].陕西中医，2013，33（03）：290–291.］。 **2. 泄泻**。脾胃虚弱，气阴两虚所致，症见大便溏泻，水谷不化，稍进油腻不易消化之物，则大便次数增多，食少，脘腹胀闷，面色萎黄，肢倦乏力，舌淡苔白腻，脉细数；胃肠功能紊乱、慢性肠炎见上述证候者。 采用随机、双盲、阳性药平行对照、多中心临床试验方法，将238例患儿分为治疗组和对照组各119例，治疗组口服参苓健脾胃颗粒（每袋10g，1～<3岁，每次1/3袋，每日3次；3～<5岁，每次0.5袋，每日3次；5～<7岁，每次1袋，每日2次）及儿宝颗粒模拟剂（每袋5g，1～<4岁，每次1袋，每日2次；4～<7岁，每次1.5袋，每日2次），对照组口服参苓健脾胃颗粒模拟剂（用法用量同参苓健脾胃颗粒）及儿宝颗粒（用法用量同儿宝颗粒模拟剂），两组疗程均为10天，疗程中临床痊愈者随时停药，按完成病例处理。比较两组患儿大便复常率、止泻时间、疾病总有效率以及中医证候疗效与安全性。结果：治疗组患儿在全分析集（FAS）、符合方案分析集（PPS）中大便复常率分别为81.20%、86.11%，对照组分别为82.76%、83.96%，治疗组–对照组差值95%置信区间（–0.1143，0.0831），两组疗效相当。中位止泻时间两组均为6.00天。治疗组疾病总有效率在FAS、PPS中分别为99.09%、99.07%，对照组分别为98.23%、98.11%，组间比较差异无统计学意义（P>0.05）。治疗组中医证候痊愈率在FAS、PPS中，分别为62.73%、62.96%，对照组分别为61.06%、62.26%，组间比较差异无统计学意义（P>0.05）。结论：参苓健脾胃颗粒治疗小儿腹泻病（脾虚泻）疗效确切，与儿宝颗粒疗效相当，且安全性较好［闫永彬，丁樱，郑海涛，等.参苓健脾胃颗粒治疗小儿腹泻病（脾虚泻）119例多中心随对照双盲临床研究[J].中医杂志，2021，62（08）：677–682.］。

续表

临床应用	**3. 呕吐**。脾虚湿滞，胃失和降，伤及气阴所致，症见呕吐时作，饮食稍有不适即易呕吐，面色苍白，倦怠乏力，口干不欲饮，大便不调，舌淡红，脉濡弱；胆囊炎、慢性胃炎见上述证候者。 临床试验128例，随机分为试验组及对照组各64例。两组均给予西医药物治疗，试验组加用益胃生津汤联合参苓健脾胃颗粒治疗，治疗2个月。比较两组临床效果、治疗前后临床症状评分及治疗后3个月复发情况。结果：总有效率试验组高于对照组（$P<0.05$）；两组治疗后症状评分均较本组治疗前降低（$P<0.05$），且试验组低于对照组（$P<0.05$）；复发率试验组低于对照组（$P<0.05$）。益胃生津汤联合参苓健脾胃颗粒辅治慢性萎缩性胃炎能增强疗效，缓解临床症状，减少疾病复发［郝玉红.益胃生津汤联合参苓健脾胃颗粒辅治慢性萎缩性胃炎的疗效观察[J].实用中医杂志，2019，35（01）.］。 对2018年1月至2019年1月收治的80例慢性萎缩性胃炎（CAG）患者，按不同治疗方案分2组，每组40例，对照组西药治疗，观察组在其基础上辅以益胃生津汤、参苓健脾胃颗粒治疗，比较两组疗效及复发。结果：观察组治疗总有效率95.00%相较于对照组77.50%更高（$P<0.05$）；观察组治疗后复发率5.00%（2/40）相较于对照组27.50%（11/40）低（$P<0.05$）。慢性萎缩性胃炎通过益胃生津汤与参苓健脾胃颗粒联合辅治后的疗效提升，且复发概率减小，效果显著［唐建华.益胃生津汤与参苓健脾胃颗粒联合辅治慢性萎缩性胃炎临床效果及复发分析[J].世界最新医学信息文摘，2019，19（46）：196，202.］。 慢性萎缩性胃炎患者86例，随机分为对照组和2组，各43例。对照组在常规药物治疗的基础上进行叶酸片治疗，观察组在对照组基础上加以参苓健脾胃颗粒进行治疗。比较2组患者治疗前后胃泌素水平、s IL-2R水平、CD4+T、CD8+T、CD4+T/CD8+T水平及治疗效果。结果：治疗后，研究组胃泌素水平（7.65 ± 0.89）较对照组（5.12 ± 0.53）明显升高，差异有统计学意义（$P<0.05$）。治疗后观察组s IL-2R水平（300.89 ± 31.68）较对照组（383.21 ± 38.92）明显降低，差异有统计学意义（$P<0.05$）。治疗后观察组CD4+T、CD4+T/CD8+T水平较对照组明显提高，差异有统计学意义（$P<0.05$）；观察组CD8+T水平明显低于对照组，差异有统计学意义（$P<0.05$）。观察组总有效率95.35%高于对照组74.42%，差异有统计学意义（$P<0.05$）。结论：参苓健脾胃颗粒治疗慢性萎缩性胃炎86例患者疗效佳，能够通过改善患者胃泌素水平及免疫功能提高治疗效果［吉文龙，杨君，邢海龙.参苓健脾胃颗粒对慢性胃炎患者胃泌素及免疫力功能影响[J].世界中医药，2017，12（02）：303-305，309.］。 此外，本品还有治疗乳腺癌化疗后胃肠道反应、肠易激综合征腹泻型等的报道［陈庆，杨瑞平.参苓健脾胃颗粒治疗乳腺癌化疗后胃肠道反应的疗效观察[J].临床医学研究与实践，2016，1（05）：70.张超贤，郭李柯，秦咏梅.针刺联合参苓健脾胃颗粒治疗肠易激综合征腹泻型的近远期疗效观察[J].中华中医学刊，2016，34（04）：854-859.］。

续表

药理毒理	本品有保肝、改善胃肠功能、增强免疫力等作用。 **1. 保肝**。高脂饲料喂养制备小鼠非酒精性脂肪肝（Non-alcoholic fatty liver disease，NAFLD）模型，动态观察NAFLD模型小鼠血清肝功能、血脂、炎症因子和肝脏组织中细胞色素b（Cytb）的表达特点，观察参苓健脾胃颗粒对NAFLD模型小鼠的治疗作用和炎症因子和肝脏Cytb影响作用，结果小鼠肝脏组织形态学显示，8周末，与高脂模型组相比，参苓健脾胃颗粒各组小鼠肝脏组织病理改变有所减轻，其中参苓健脾胃颗粒高剂量组改变明显，具体表现为，脂肪空泡偶见，肝细胞排列清晰，肝索清晰，偶见炎性因子。10周末，与高脂模型组相比，参苓健脾胃颗粒各组小鼠肝脏组织病理改变有所减轻，其中参苓健脾胃颗粒高剂量组改变明显，具体表现为，脂肪空泡偶见，肝细胞排列清晰，肝索清晰，少量炎性因子浸润。12周末，与高脂模型组相比，参苓健脾胃颗粒各组小鼠肝脏组织病理改变有所减轻，其中参苓健脾胃颗粒高剂量组改变明显，具体表现为，脂肪空泡偶见，肝细胞胞浆疏松化，肝索不清晰，偶见炎性因子浸润。TNF-α和肝脏Cytb在NAFLD的形成和发展过程中起到一定作用，随着NAFLD的进展，血清与肝脏TNF-α和肝脏组织中细胞色素b（Cytb）水平升高。参苓健脾胃颗粒可清除肝内聚集的脂类物质，减轻NAFLD炎性反应，抑制和改善单纯性非酒精性脂肪肝向NASH发展，调节NAFLD线粒体氧化呼吸环境，保护肝细胞［林达. 参苓健脾胃颗粒对非酒精性脂肪肝模型小鼠TNF-α、Cytb影响的实验研究[J].云南中医药大学，2018-04-01.］。 复制非酒精性脂肪肝（NAFLD）病小鼠实验动物模型，观察参苓健脾胃颗粒干预后，小鼠血清LEP、肝脏FFA和UCP-2及UCP-2 mRNA表达的变化情况，光镜下显示，参苓健脾胃颗粒干预后，与模型组相比，用药组8周末、10周末、12周末肝细胞脂肪变性、胞浆疏松化及坏死程度均有所降低，以高剂量组改善最为明显。同过程中，肝指数、血脂（TC、TG）、肝功（ALT、AST）均下降；肝组织FFA均降低；肝组织UCP-2及UCP-2 mRNA相对表达量均降低。参苓健脾胃颗粒可降低ALT、AST、TC、TG水平，对肝组织有保护作用。参苓健脾胃颗粒治疗NAFLD小鼠的作用机制，可能与降低小鼠血清LEP和肝组织FFA含量，抑制UCP-2和UCP-2 mRNA表达有关［曹露. 参苓健脾胃颗粒对NAFLD小鼠的UCP-2表达及LEP、FFA的影响[J].云南中医学大学，2018-04-01.］。 参苓健脾胃颗粒能改善肝细胞损伤。参苓健脾胃颗粒能升高非酒精性脂肪肝小鼠肝脏超氧化物歧化酶（SOD），降低肝组织丙二醛（MDA）、肝组织CYP2E1 mRNA相对表达量及CYP2E1蛋白表达水平，提示参苓健脾胃颗粒改善非酒精性脂肪肝小鼠肝损伤的作用机制之一可能是对抗肝脏细胞氧化应激及脂质过氧化［杨艳. 参苓健脾胃颗粒对非酒精性脂肪肝小鼠氧化应激反应的影响[J].云南中医药大学，2017-04-01.］。

续表

药理毒理	用高脂高糖饮食复制非酒精性脂肪肝（Nonalcoholic Fatty Liver Disease，NAFLD）小鼠模型，观察参苓健脾胃颗粒治疗后，小鼠血清肝功能、血脂、肝脂、炎性因子以及肝脏解偶联蛋白2（uncoupling protein-2，UCP-2）和细胞色素b（cytochrome b，Cytb）的表达特点。结果显示，HE染色可见正常组小鼠肝细胞大小均一，没有脂肪空泡和炎症浸润，模型组则出现大量脂肪空泡，细胞中脂滴空泡相互融合，细胞核受到极度挤压；相较于模型组，参苓健脾胃颗粒三个剂量组肝组织损伤程度明显减轻；与正常组相比，模型组小鼠肝指数、肝脏TC和TG、血清AST、ALT、TC、TG、IL-1、IL-6和TNF-α均明显升高（$P<0.05$）；相较于模型组，参苓健脾胃颗粒三个剂量组上述指标均明显降低（$P<0.05$）；此外，与正常组相比，模型组肝组织UCP-2、Cytb蛋白和mRNA相对表达量均明显升高（$P<0.05$）；与模型组相比，参苓健脾胃颗粒三个剂量UCP-2、Cytb蛋白和mRNA相对表达量及蛋白表达降低（$P<0.05$）。结论：参苓健脾胃颗粒治疗NAFLD小鼠的作用机制可能是其可以降低UCP-2和Cytb表达，进而改善炎性反应，调节脂能量代谢以促进肝脂排出，最终改善肝功能，保护肝脏［姚政，林达，曹露，等.参苓健脾胃颗粒对非酒精性脂肪肝病小鼠肝脏UCP-2和Cytb表达的影响[J].时珍国医国药，2019，30（10）.2330-2333.］。 **2. 改善脑肠肽水平**。加味参苓白术散可显著提高腹泻型肠易激综合征（IBS-D）患者临床疗效，缓解临床症状，改善脑肠肽水平，且未增加不良反应发生情况。117例腹泻型肠易激综合征（IBS-D）患者治疗后，观察组患者临床治疗总有效率、血浆神经肽Y（neuropeptide Y，NPY）水平显著高于对照组（$P<0.05$）；观察组患者中医证候积分、IBS-SSS评分以及血浆5-羟色胺（serotonin，5-HT）、P物质（P substance，SP）、生长抑素（somatostatin，SS）、血管活性肠肽（vasoactive intestinal peptide，VIP）水平显著低于对照组（$P<0.05$），从而改善胃肠功能［秦百通，段菡花，陈正高，等.加味参苓白术散治疗腹泻型肠易激综合征的临床疗效及对脑肠肽水平的影响[J].中西医结合研究，2021，13（02）：77-80.］。 **3. 改善胃肠功能**。参苓白术散小剂量可以改善模型小鼠的体征、血清淀粉酶、D-木糖、胃泌素的含量增加，使模型小鼠小肠病理改变得以很好的恢复。结论:参苓白术散能通过影响动物小肠的吸收、分泌功能及胃和胰腺的分泌功能，修复损伤的小肠组织细胞，从而起到治疗脾虚证的作用［雷英，贺志有，刘丽莎，等.参苓白术散对脾虚证小鼠血清淀粉酶、D-木糖、胃泌素含量及小肠组织细胞变化的研究[J].中药药理与临床，2012，28（02）：6-9.］。 参苓白术散水煎液能够有效改善肠道菌群紊乱，抑制脾虚小鼠肠推进功能亢进，对大黄所致的脾虚泄泻小鼠肠道具有一定的保护作用［姜华，杨景明. 参苓白术散对脾虚小鼠肠道功能的影响及其机制研究[J].亚太传统医药，2016，12（07）：16-17.］。

续表

药理毒理	参苓白术散不仅可以发挥止泻作用，而且可以改善功能性腹泻（FDr）脾虚证模型大鼠的毛发、精神状态、灵活度等，促进体重的增长，提高大鼠的进食量、饮水量，增加大鼠的抓力。参苓白术散可以改善功能性腹泻脾虚证模型大鼠肠道的吸收功能，提高D–木糖吸收率，降低血清乳酸浓度，缓解肢体酸痛。参苓白术散可以降低功能性腹泻脾虚证模型大鼠血清5–HT浓度。参苓白术散还可以上调NHE3、GLUT2、SGLT1的表达，下调5–HT4受体、FFA3的表达，来调节结肠对水、电解质的分泌与吸收，从而达到止泻的作用（马金鑫。参苓白术散对功能性腹泻脾虚证模型大鼠结肠上皮转运蛋白的影响[J].中国中医科学院，2020–06–19.）。 参苓健脾胃颗粒治疗脾虚模型大鼠的作用机制可能与其增强胃肠运动、增加胃肠激素分泌、抑制湿阻所致的消化道炎症以及促进水分从肠腔的吸收有关［高云航，李晗，宋玲，等. 参苓健脾胃颗粒对脾虚模型大鼠胃肠道调节的药效学研究[J].药物评价研究.2022，45（10）.］。 **4. 增强免疫力**。中国人民解放军第83集团军医院消化科2018年1月至2019年4月收治的慢性萎缩性胃炎患者106例，按照治疗方式不同分为对照组与观察组，各53例。对照组服用叶酸片进行治疗，观察组服用白族药物参苓健脾胃颗粒联合叶酸片进行治疗。治疗1个疗程，比较两组T淋巴细胞指标、胃泌素指标的变化情况及治疗有效率。治疗后，结果：观察组的T淋巴细胞指标恢复明显好于对照组；观察组的胃泌素指标明显优于对照组；观察组的临床治疗总有效率高于对照组；$P<0.05$；两组比较差异具有统计学意义。参苓健脾胃颗粒联合叶酸片治疗慢性萎缩性胃炎，可更有效地恢复和提高患者的免疫功能；改善临床症状；提高临床治疗有效率［高菲，李彩虹.白族药物参苓健脾胃颗粒联合叶酸片治疗慢性萎缩性胃炎的临床疗效[J].中国民族医药杂志，2020，26（07）.］。 **毒理**。参苓健脾胃颗粒重复给药3个月，对幼龄大鼠未观察到毒性反应的剂量（NOAEL）为22.2 g生药/kg，为4～5岁儿童临床最大拟用剂量（0.56g生药/kg）的40倍，提示临床长期使用的安全性较好［荆宝琴，张金晓，王磊，等.参苓健脾胃颗粒对幼龄大鼠的毒性研究[J].药物评价研究，2018，41（09）.］。
不良反应	目前尚未检索到不良反应报道。
禁忌	尚不明确。
注意事项	1. 湿热中阻所致纳呆、泄泻、呕吐者不宜使用。 2. 忌食生冷油腻食物。 3. 孕妇慎用 4. 饭前或进食时使用。 5. 忌恼怒、忧郁、劳累过度，保持心情舒畅。
用法用量	开水冲服。一次10g，一日2次。
剂型规格	每袋装10g（相当于原生药10g）。
执行标准	《中华人民共和国卫生部药品标准・中药成方制剂》第十五册WS_3–B–2922–98

续表

推荐来源	《中华人民共和国药典临床用药须知·中药成方制剂卷》（2010年版） 云南中医药大学、云南省中医药学会2020年2月1日发布《防控新型冠状病毒感染肺炎中成药使用建议》
生产单位	昆明中药厂有限公司
备注	恢复期、预防期

药品名称	香砂平胃颗粒
药物组成	苍术（炒）、厚朴（姜炙）、香附（醋炙）、砂仁、陈皮、甘草。
功能主治	健脾，温中，燥湿。用于饮食不节，食湿互滞，胃脘胀痛，消化不良。
方解	方中苍术芳香苦温，有燥湿运脾之力，为君药，厚朴理气宽中，化湿除满；香附辛、微苦，行气和胃，芳香化湿，善调脾胃气滞而止痛，而为臣药。砂仁、陈皮，辛香温燥，皆入脾胃而有行气调中之功，砂仁偏于化湿醒脾，陈皮长于燥湿和胃，二者同用，理气除湿，同为佐药。甘草为使药，既可和中，又调诸药。全方合用，共奏理气化湿，和胃止痛之功。
临床应用	**1. 痞证**。湿浊中阻，脾胃不和，中焦气滞所致。症见胸脘满闷，痞塞不舒，纳呆食少，饮食乏味，呕哕恶心，肢体倦怠，大便溏软，舌苔白腻，脉细缓；胃肠动力紊乱、慢性胃炎、慢性胃肠炎、胃神经官能症、消化不良见上述证候者。 临床试验86例，香砂平胃颗粒治疗功能性消化不良（食湿中阻证）总有效率96.9%，有较好临床效果［胡刚，刘键，魏玉霞，等.香砂平胃颗粒治疗功能性消化不良（食湿中阻证）临床观察[J].中国民族医药杂志，2009.15（12）：17-20.］。 临床治疗70例，对照组给予多潘立酮片治疗，治疗组给予香砂平胃颗粒治疗，对比两组治疗效果。结果：组间临床疗效对比，两组治疗总有效率分别为88.6%、94.3%，治疗组显著优于对照组。香砂平胃颗粒治疗功能性消化不良具有显著的效果，其可以有效改善患者临床症状，降低并发症发生率，安全可靠［曹慧娟，杨昆豫，计洋洋.香砂平胃颗粒治疗功能性消化不良的临床观察[J].临床医药文献电子杂志，2018，5（66）：165-166.］。 100例慢性心衰并发消化不良患者中，香砂平胃颗粒治疗可提高治疗效果，有效改善患者的胃肠激素水平、消化不良症状，且安全性高［赵佳欣，冯璐璐.香砂平胃颗粒治疗慢性心衰并发消化不良的临床研究[J].系统医学，2021，6（05）：140-142.］。 2型糖尿病合并消化不良患者148例，用香砂平胃颗粒联合枸橼酸莫沙必利胶囊治疗，结果2型糖尿病合并消化不良的疗效理想，能明显减轻患者临床症状，改善消化功能不良情况［冯璐璐，赵佳欣.香砂平胃颗粒联合莫沙必利胶囊治疗2型糖尿病合并消化不良患者的疗效研究[J].中国现代药物应用，2021，15（05）：113-115.］。 **2. 胃痛**。湿浊中阻，胃失和降所致。症见胃脘胀满，隐隐作痛，口淡无味，不思饮食，泛泛欲呕，肢体困倦，神疲乏力，大便溏薄，舌苔白腻，脉濡缓；急慢性胃炎、胃及十二指肠溃疡、胃神经官能症见上述证候者。

续表

临床应用	临床试验60例，在对慢性胃炎患者进行治疗的过程中，以香砂平胃颗粒治疗，能够有效改善患者临床症状，降低胃黏膜炎症［代文英.香砂平胃颗粒治疗慢性胃炎的临床效果[J].世界最新医学信息文摘，2018，18（48）：13-14.］。 临床试验74例，香砂平胃散联合半夏泻心汤治疗幽门螺杆菌相关性慢性胃炎效果确切［黄宝迪. 香砂平胃散联合半夏泻心汤治疗幽门螺杆菌相关性慢性胃炎的疗效及药学分析[J].中国医药指南，2019，17（33）：212-213.］。 **3. 呕吐**。湿浊中阻，脾胃不和，胃气上逆所致。症见呕吐，恶心，胸脘痞闷，不思饮食，时泛清水，倦怠体重，大便溏薄，舌苔白腻，脉濡缓；急性胃炎、肝炎、胃神经官能症见上述证候者。 临床试验60例，香砂平胃颗粒联合雷贝拉唑、吗丁啉治疗反流性食管炎有较高的治愈率和症状改善率，临床疗效明显优于雷贝拉唑联合吗丁啉组［李淑红，唐艳萍，李淑云. 雷贝拉唑联合吗丁啉联合香砂平胃治疗反流性食管炎的临床疗效观察[J].湖南中医药大学学报，2021，30（04）：21-20.］。
药理毒理	本品有改善胃肠激素水平、改善胃动力、抗消化道炎症、促进水分从肠腔的转运的作用。 **1. 改善胃肠激素水平**。香砂平胃颗粒联合马来酸曲美布汀可明显改善功能性消化不良患者的临床症状和胃肠激素水平。120例功能性消化不良患者应用随机数字表分为对照组和观察组，每组60例。对照组给予马来酸曲美布汀口服，0.2g，3次/d；观察组在对照组的基础上加用香砂平胃颗粒口服，10g，2次/d。两组均4周为1个疗程。比较两组患者的临床疗效以及对胃肠激素水平的影响。结果：两组患者治疗后症状积分均显著下降，观察组餐后饱胀，早饱，上腹痛积分显著低于对照组。观察组总有效率90.00%（54/60），显著高于对照组73.33%（44/60），差异有统计学意义（x^2=5.57，P<0.05）。两组患者治疗后胃动素（MOT）和促胃激素（GAS）水平均显著升高，观察组MOT和GAS水平均显著高于对照组。两组患者治疗后生长抑素（SS）水平均显著下降，观察组SS水平显著低于对照组［于惠玲，鲁素彩，常颖，等.马来酸曲美布汀联合香砂平胃颗粒治疗功能性消化不良的临床效果以及对胃肠激素的影响[J].中国综合临床，2017，33（08）：690-694.］。 香砂平胃颗粒对湿阻中焦证大鼠胃肠功能，能显著增加大鼠的胃动素、胃泌素和P-物质的水平；能显著降低生长抑素的水平。即显著改善胃肠技术水平，从而促进平滑肌收缩、胃肠道蠕动和消化液分泌，达到改善消化的目的［李晗，高云航，宋玲，等. 香砂平胃颗粒对湿阻中焦证大鼠胃肠功能的影响及机制[J].药物评价研究，2021，44（05）：949-955.］。 **2. 改善胃动力**。湿阻中焦模型大鼠的胃排空率和炭末推进率显著下降。香砂平胃颗粒中、高剂量组能显著增加湿阻中焦证大鼠的胃排空率；同时，显著增加大鼠的小肠炭末推进率。表明能显著改善胃动力，促使肠胃运动［李晗，高云航，宋玲，等. 香砂平胃颗粒对湿阻中焦证大鼠胃肠功能的影响及机制[J].药物评价研究，2021，44（05）：949-955.］。

续表

药理毒理	**3. 抗消化道炎症**。湿阻中焦证渴导致胃肠道出现一定程度的炎症反应。香砂平胃颗粒中、高剂量组能显著降低大鼠血清炎性因子（TNF-α）；同时，香砂平胃颗粒高剂量组能显著增高大鼠的白细胞介素（IL-10），从而减少肠黏膜损伤以致水肿、充血或炎症反应加重的可能，抑制促炎性细胞因子的活性，进而阻断炎症性疾病的发生和加剧而引发的腹泻［李晗，高云航，宋玲，等.香砂平胃颗粒对湿阻中焦证大鼠胃肠功能的影响及机制[J].药物评价研究，2021，44（05）：949-955.］。 **4. 促进水分从肠腔的转运**。患有湿阻中焦的大鼠结肠水通道蛋白（AQP3）mRNA转录水平显著下降。香砂平胃颗粒中、高剂量可以显著上调大鼠结肠水通道蛋白（AQP3）mRNA转录水平。从而增进结肠对水分的吸收而达到止泻的结果。这可能是香砂平胃颗粒止泻的作用机制之一［李晗，高云航，宋玲，等.香砂平胃颗粒对湿阻中焦证大鼠胃肠功能的影响及机制[J].药物评价研究，2021，44（05）：949-955.］。
不良反应	目前尚未检索到不良反应报道。
禁忌	尚不明确。
注意事项	1. 脾胃虚寒者慎用。 2. 饮食宜清淡，忌生冷、油腻、煎炸食物和海鲜发物。
用法用量	开水冲服。一次1袋（5g，无蔗糖），一日2次。
剂型规格	每袋装5g（无蔗糖）；每袋装10g。
执行标准	国家食品药品监督管理局标准YBZ02972008
推荐来源	《中华人民共和国药典临床用药须知·中药成方制剂卷》（2010年版） 云南中医药大学、云南省中医药学会2020年2月1日发布《防控新型冠状病毒感染肺炎中成药使用建议》
生产单位	昆明中药厂有限公司
备注	预防期

药品名称	桂附理中丸
药物组成	肉桂、附片、党参、炮姜、炒白术、炙甘草。
功能主治	补肾助阳，温中健脾。用于肾阳衰弱，脾胃虚寒，脘腹冷痛，呕吐泄泻，四肢厥冷。
方解	方中肉桂、附子大辛大热，补肾助阳，温中散寒止痛，共为君药。党参味甘偏温入脾，补中益气，促进运化；炮姜辛热，温中散寒、止痛止泻，合为臣药。君臣相合，甘温辛热，温补阳气，温中健脾。白术甘苦温燥，益气健脾燥湿，为佐药。甘草味甘，益气补中，缓急止痛，调和诸药为使药。全方合用，可使寒气去，阳气复，中气得补，共奏补肾助阳，温中健脾之功。

续表

临床应用	**1. 胃痛**。肾阳衰弱，脾胃虚寒所致脘腹冷痛，呕吐、泄泻、四肢厥冷，舌淡苔白，脉沉细；慢性胃炎、胃及十二指肠溃疡、急慢性肠炎见上述证候者。 **2. 呕吐**。肾阳衰弱，脾胃虚寒，胃失和降所致呕吐，面色苍白，倦怠乏力，四肢不温，大便溏薄，舌质淡，脉濡弱；慢性胃炎、胃及十二指肠溃疡、急慢性肠炎见上述证候者。 **3. 泄泻**。肾阳衰弱，脾胃虚寒所致。大便时溏时泻，水谷不化，甚则泄泻多在黎明之前，腹部作痛，肠鸣即泻，泻后则安，伴面色萎黄，肢倦乏力，形寒肢冷，腰膝酸软，舌淡苔白，脉沉细或迟弱；急慢性肠炎见上述证候者。 **4. 腹痛**。肾阳衰弱，脾胃虚寒所致腹痛绵绵，喜温喜按，得食痛减，腹痛自利，祛寒肢冷，舌淡苔白，脉沉迟；慢性胃炎、胃及十二指肠溃疡、急慢性肠炎见上述证候者。
药理毒理	本品有增强机体抗氧化酶活力、修复机体受损组织器官、调节海马神经细胞等作用。 **1. 增强机体抗氧化酶活力**。肾脾阳虚可导致氧自由基过量聚积，脂质过氧化产物增多进而发生衰弱。与衰弱相关的基因Klotho蛋白通过与细胞膜表面特定受体结合而启动了INS/IGF-1/ PI3K /Akt信号转导通路。模型大鼠大脑海马组织信号转导通路中基因Klotho蛋白表达减少，信号转导通路下游Akt、FOXO3a的磷酸化反应增强，磷酸化的Akt、FOXO3a蛋白表达均增多；桂附理中丸可增强Klotho mRNA及蛋白表达，抑制Akt、FOXO3a磷酸化，进而升高SOD2（MnSOD）的表达，从而有效清除活性氧类物质，增强机体抗氧化酶活力，缓解对过氧化脂质产物增多、积聚而对生物酶、蛋白质和核酸的损伤，改善大脑海马组织神经元细胞的病理改变，延缓衰老［郭煜晖，周安方，张长城.肾脾阳虚对实验大鼠大脑海马组织衰老相关基因Klotho、Akt、Foxo3a mRNA及蛋白表达的影响[J].中华中医药杂志，2014，19（10）：3261-3264.］。 肾脾阳虚模型大鼠大脑海马细胞只停留在G1 期，细胞老化明显。桂附理中丸组大鼠海马细胞周期近乎正常组，用药效果明显优于维生素E 组。与正常对照组比较，模型组大鼠大脑海马磷酸化FOXO3a 蛋白表达显著升高（$P<0.01$）；与模型组比较，桂附理中丸组大鼠大脑海马磷酸化FOXO3a 蛋白显著降低（$P<0.01$））。结论：肾脾阳虚模型大鼠海马细胞周期呈现衰老改变。肾脾阳虚模型大鼠磷酸化的FOXO3a 蛋白表达增强，导致衰老改变出现，温补肾脾方药桂附理中丸可以抑制FOXO3a 蛋白的磷酸化，促进细胞的增殖活力与细胞周期，发挥延缓衰老的作用。肾脾阳虚导致大鼠衰老的机制可能与Akt /FOXO3a 信号通路密切相关［周艳艳，郭煜晖，周安方，等.肾脾阳虚对实验大鼠海马细胞周期及FOXO3a蛋白表达的影响[J].时珍国医国药，2014，25（02）：481-484.］。

续表

药理毒理	**2. 修复机体受损组织器官**。与维生素E组比较，桂附理中丸组大脑海马细胞器增多，很少见到脂褐素沉积减少，海马神经元萎缩、细胞突触间隙加宽，细胞老化率明显下降，Klotho阳性细胞的平均灰度值明显升高（$P<0.05$），AktmRNA的表达水平、P-FOXO3a阳性细胞的平均灰度值均明显降低（$P<0.05$）。表明温补肾脾方药——桂附理中丸可以激发机体抗衰老基因Klotho表达，促进FOXO的核迁移，直接调控并且上调SOD2的表达，增强抗氧化酶活力，修复机体受损组织器官，从而延缓肾脾阳虚导致衰老的进程［郭煜晖.肾脾阳虚致衰的机制研究[D].湖北中医药大学博士论文，2012-05-08.］。 **3. 调节海马神经细胞**。实验大鼠海马组织的衰老变化是肾脾阳虚模型的明显病理改变；桂附理中丸具有调节海马神经细胞、恢复细胞周期的功效［郭煜晖，周安方，陈涛，等.肾脾阳虚模型桂附理中丸对大鼠海马衰老变化的影响[J].中国实验方剂学杂志，2013，19（14）：182-185.］。 肾脾阳虚模型大鼠大脑海马细胞衰老的病理改变明显，肾脾阳虚可导致模型大鼠磷酸化的Akt、FOXO3a蛋白表达增强，降低机体的抗氧化能力，从而导致衰老。温补肾脾方药桂附理中丸可以抑制Akt、FOXO3a蛋白的磷酸化，增强抗氧化酶活力，改善大脑海马组织神经元细胞的病理改变，发挥延缓衰老的作用［周艳艳，郭煜晖，周安方，等。温补肾脾方药对肾脾阳虚模型大鼠Akt信号通路的影响[J].中华中医药学刊，2013，31（11）：2447-2449，2594-2595.］。
不良反应	目前尚未检索到不良反应报道。
禁忌	尚不明确。
注意事项	1. 肝肾郁热所致胃脘痛者慎用。 2. 孕妇慎用。 3. 高血压病、心脏病、肾病、咳嗽、水肿患者应在医师指导下服用。
用法用量	用姜汤或温开水送服。一次1丸，一日2次。
剂型规格	每丸重9g。
执行标准	《中华人民共和国药典》2010年版第一增补本
推荐来源	《中华人民共和国药典临床用药须知·中药成方制剂卷》（2010年版） 云南中医药大学、云南省中医药学会2020年2月1日发布《防控新型冠状病毒感染肺炎中成药使用建议》
生产单位	昆明中药厂有限公司
备注	预防期

附录　法律法规与技术规范

附录1　中华人民共和国传染病防治法

（1989年2月21日第七届全国人民代表大会常务委员会第六次会议通过　2004年8月28日第十届全国人民代表大会常务委员会第十一次会议修订　根据2013年6月29日第十二届全国人民代表大会常务委员会第三次会议《关于修改〈中华人民共和国文物保护法〉等十二部法律的决定》修正）

目　录

第一章 总则

第一条 为了预防、控制和消除传染病的发生与流行，保障人体健康和公共卫生，制定本法。

第二条 国家对传染病防治实行预防为主的方针，防治结合、分类管理、依靠科学、依靠群众。

第三条 本法规定的传染病分为甲类、乙类和丙类。

甲类传染病是指：鼠疫、霍乱。

乙类传染病是指：传染性非典型肺炎、艾滋病、病毒性肝炎、脊髓灰质炎、人感染高致病性禽流感、麻疹、流行性出血热、狂犬病、流行性乙型脑炎、登革热、炭疽、细菌性和阿米巴性痢疾、肺结核、伤寒和副伤寒、流行性脑脊髓膜炎、百日咳、白喉、新生儿破伤风、猩红热、布鲁氏菌病、淋病、梅毒、钩端螺旋体病、血吸虫病、疟疾。

丙类传染病是指：流行性感冒、流行性腮腺炎、风疹、急性出血性结膜炎、麻风病、流行性和地方性斑疹伤寒、黑热病、包虫病、丝虫病，除霍乱、细菌性和阿米巴性痢疾、伤寒和副伤寒以外的感染性腹泻病。

国务院卫生行政部门根据传染病暴发、流行情况和危害程度，可以决定增加、减少或者调整乙类、丙类传染病病种并予以公布。

第四条 对乙类传染病中传染性非典型肺炎、炭疽中的肺炭疽和人感染高致病性禽流感，采取本法所称甲类传染病的预防、控制措施。其他乙类传染病和突发原因不明的传染病需要采取本法所称甲类传染病的预防、控制措施的，由国务院卫生行政部门及时报经国务院批准后予以公布、实施。

需要解除依照前款规定采取的甲类传染病预防、控制措施的，由国务院卫生行政部门报经国务院批准后予以公布。

省、自治区、直辖市人民政府对本行政区域内常见、多发的其他地方性传染病，可以根据情况决定按照乙类或者丙类传染病管理并予以公布，报国务院卫生行政部门备案。

第五条 各级人民政府领导传染病防治工作。

县级以上人民政府制定传染病防治规划并组织实施，建立健全传染病防治的疾病预防控制、医疗救治和监督管理体系。

第六条 国务院卫生行政部门主管全国传染病防治及其监督管理工作。县级以上地方人民政府卫生行政部门负责本行政区域内的传染病防治及其监督管理工作。

县级以上人民政府其他部门在各自的职责范围内负责传染病防治工作。

军队的传染病防治工作，依照本法和国家有关规定办理，由中国人民解放军卫生主管部门实施监督管理。

第七条 各级疾病预防控制机构承担传染病监测、预测、流行病学调查、疫情报告以及其他预防、控制工作。

医疗机构承担与医疗救治有关的传染病防治工作和责任区域内的传染病预防工作。城市社区和农村基层医疗机构在疾病预防控制机构的指导下，承担城市社区、农村基层相应的传染病防治工作。

第八条 国家发展现代医学和中医药等传统医学，支持和鼓励开展传染病防治的科学研究，提高传染病防治的科学技术水平。

国家支持和鼓励开展传染病防治的国际合作。

第九条 国家支持和鼓励单位和个人参与传染病防治工作。各级人民政府应当完善有关制度，方便单位和个人参与防治传染病的宣传教育、疫情报告、志愿服务和捐赠活动。

居民委员会、村民委员会应当组织居民、村民参与社区、农村的传染病预防与控制活动。

第十条 国家开展预防传染病的健康教育。新闻媒体应当无偿开展传染病防治和公共卫生教育的公益宣传。

各级各类学校应当对学生进行健康知识和传染病预防知识的教育。

医学院校应当加强预防医学教育和科学研究，对在校学生以及其他与传染病防治相关人员进行预防医学教育和培训，为传染病防治工作提供技术支持。

疾病预防控制机构、医疗机构应当定期对其工作人员进行传染病防治知识、技能的培训。

第十一条　对在传染病防治工作中做出显著成绩和贡献的单位和个人，给予表彰和奖励。

对因参与传染病防治工作致病、致残、死亡的人员，按照有关规定给予补助、抚恤。

第十二条　在中华人民共和国领域内的一切单位和个人，必须接受疾病预防控制机构、医疗机构有关传染病的调查、检验、采集样本、隔离治疗等预防、控制措施，如实提供有关情况。疾病预防控制机构、医疗机构不得泄露涉及个人隐私的有关信息、资料。

卫生行政部门以及其他有关部门、疾病预防控制机构和医疗机构因违法实施行政管理或者预防、控制措施，侵犯单位和个人合法权益的，有关单位和个人可以依法申请行政复议或者提起诉讼。

第二章　传染病预防

第十三条　各级人民政府组织开展群众性卫生活动，进行预防传染病的健康教育，倡导文明健康的生活方式，提高公众对传染病的防治意识和应对能力，加强环境卫生建设，消除鼠害和蚊、蝇等病媒生物的危害。

各级人民政府农业、水利、林业行政部门按照职责分工负责指导和组织消除农田、湖区、河流、牧场、林区的鼠害与血吸虫危害，以及其他传播传染病的动物和病媒生物的危害。

铁路、交通、民用航空行政部门负责组织消除交通工具以及相关场所的鼠害和蚊、蝇等病媒生物的危害。

第十四条　地方各级人民政府应当有计划地建设和改造公共卫生设施，改善饮用水卫生条件，对污水、污物、粪便进行无害化处置。

第十五条　国家实行有计划的预防接种制度。国务院卫生行政部门和省、自治区、直辖市人民政府卫生行政部门，根据传染病预防、控制的需要，制定传染病预防接种规划并组织实施。用于预防接种的疫苗必须符合国家质量标准。

国家对儿童实行预防接种证制度。国家免疫规划项目的预防接种实行免费。医疗机构、疾病预防控制机构与儿童的监护人应当相互配合，保证儿童及时接受预防接种。具体办法由国务院制定。

第十六条 国家和社会应当关心、帮助传染病病人、病原携带者和疑似传染病病人，使其得到及时救治。任何单位和个人不得歧视传染病病人、病原携带者和疑似传染病病人。

传染病病人、病原携带者和疑似传染病病人，在治愈前或者在排除传染病嫌疑前，不得从事法律、行政法规和国务院卫生行政部门规定禁止从事的易使该传染病扩散的工作。

第十七条 国家建立传染病监测制度。

国务院卫生行政部门制定国家传染病监测规划和方案。省、自治区、直辖市人民政府卫生行政部门根据国家传染病监测规划和方案，制定本行政区域的传染病监测计划和工作方案。

各级疾病预防控制机构对传染病的发生、流行以及影响其发生、流行的因素，进行监测；对国外发生、国内尚未发生的传染病或者国内新发生的传染病，进行监测。

第十八条 各级疾病预防控制机构在传染病预防控制中履行下列职责：

（一）实施传染病预防控制规划、计划和方案；

（二）收集、分析和报告传染病监测信息，预测传染病的发生、流行趋势；

（三）开展对传染病疫情和突发公共卫生事件的流行病学调查、现场处理及其效果评价；

（四）开展传染病实验室检测、诊断、病原学鉴定；

（五）实施免疫规划，负责预防性生物制品的使用管理；

（六）开展健康教育、咨询，普及传染病防治知识；

（七）指导、培训下级疾病预防控制机构及其工作人员开展传染病监测工作；

（八）开展传染病防治应用性研究和卫生评价，提供技术咨询。

国家、省级疾病预防控制机构负责对传染病发生、流行以及分布进行监测，对重大传染病流行趋势进行预测，提出预防控制对策，参与并指导对暴发的疫情进行调查处理，开展传染病病原学鉴定，建立检测质量控制体系，开展应用性研究和卫生评价。

设区的市和县级疾病预防控制机构负责传染病预防控制规划、方案的落实，组织实施免疫、消毒、控制病媒生物的危害，普及传染病防治知识，负责本地区疫情和突发公共卫生事件监测、报告，开展流行病学调查和常见病原微生物检测。

第十九条　国家建立传染病预警制度。

国务院卫生行政部门和省、自治区、直辖市人民政府根据传染病发生、流行趋势的预测，及时发出传染病预警，根据情况予以公布。

第二十条　县级以上地方人民政府应当制定传染病预防、控制预案，报上一级人民政府备案。

传染病预防、控制预案应当包括以下主要内容：

（一）传染病预防控制指挥部的组成和相关部门的职责；

（二）传染病的监测、信息收集、分析、报告、通报制度；

（三）疾病预防控制机构、医疗机构在发生传染病疫情时的任务与职责；

（四）传染病暴发、流行情况的分级以及相应的应急工作方案；

（五）传染病预防、疫点疫区现场控制，应急设施、设备、救治药品和医疗器械以及其他物资和技术的储备与调用。

地方人民政府和疾病预防控制机构接到国务院卫生行政部门或者省、自治区、直辖市人民政府发出的传染病预警后，应当按照传染病预防、控制预案，采取相应的预防、控制措施。

第二十一条　医疗机构必须严格执行国务院卫生行政部门规定的管理制度、操作规范，防止传染病的医源性感染和医院感染。

医疗机构应当确定专门的部门或者人员，承担传染病疫情报告、本单位的传染病预防、控制以及责任区域内的传染病预防工作；承担医疗活动中与医院感染有关的危险因素监测、安全防护、消毒、隔离和医疗废物处置工作。

疾病预防控制机构应当指定专门人员负责对医疗机构内传染病预防工作进行指导、考核，开展流行病学调查。

第二十二条 疾病预防控制机构、医疗机构的实验室和从事病原微生物实验的单位，应当符合国家规定的条件和技术标准，建立严格的监督管理制度，对传染病病原体样本按照规定的措施实行严格监督管理，严防传染病病原体的实验室感染和病原微生物的扩散。

第二十三条 采供血机构、生物制品生产单位必须严格执行国家有关规定，保证血液、血液制品的质量。禁止非法采集血液或者组织他人出卖血液。

疾病预防控制机构、医疗机构使用血液和血液制品，必须遵守国家有关规定，防止因输入血液、使用血液制品引起经血液传播疾病的发生。

第二十四条 各级人民政府应当加强艾滋病的防治工作，采取预防、控制措施，防止艾滋病的传播。具体办法由国务院制定。

第二十五条 县级以上人民政府农业、林业行政部门以及其他有关部门，依据各自的职责负责与人畜共患传染病有关的动物传染病的防治管理工作。

与人畜共患传染病有关的野生动物、家畜家禽，经检疫合格后，方可出售、运输。

第二十六条 国家建立传染病菌种、毒种库。

对传染病菌种、毒种和传染病检测样本的采集、保藏、携带、运输和使用实行分类管理，建立健全严格的管理制度。

对可能导致甲类传染病传播的以及国务院卫生行政部门规定的菌种、毒种和传染病检测样本，确需采集、保藏、携带、运输和使用的，须经省级以上人民政府卫生行政部门批准。具体办法由国务院制定。

第二十七条 对被传染病病原体污染的污水、污物、场所和物品，有关单位和个人必须在疾病预防控制机构的指导下或者按照其提出的卫生要求，进行严格消毒处理；拒绝消毒处理的，由当地卫生行政部门或者疾病预防控制机构进行强制消毒处理。

第二十八条　在国家确认的自然疫源地计划兴建水利、交通、旅游、能源等大型建设项目的，应当事先由省级以上疾病预防控制机构对施工环境进行卫生调查。建设单位应当根据疾病预防控制机构的意见，采取必要的传染病预防、控制措施。施工期间，建设单位应当设专人负责工地上的卫生防疫工作。工程竣工后，疾病预防控制机构应当对可能发生的传染病进行监测。

第二十九条　用于传染病防治的消毒产品、饮用水供水单位供应的饮用水和涉及饮用水卫生安全的产品，应当符合国家卫生标准和卫生规范。

饮用水供水单位从事生产或者供应活动，应当依法取得卫生许可证。

生产用于传染病防治的消毒产品的单位和生产用于传染病防治的消毒产品，应当经省级以上人民政府卫生行政部门审批。具体办法由国务院制定。

第三章　疫情报告、通报和公布

第三十条　疾病预防控制机构、医疗机构和采供血机构及其执行职务的人员发现本法规定的传染病疫情或者发现其他传染病暴发、流行以及突发原因不明的传染病时，应当遵循疫情报告属地管理原则，按照国务院规定的或者国务院卫生行政部门规定的内容、程序、方式和时限报告。

军队医疗机构向社会公众提供医疗服务，发现前款规定的传染病疫情时，应当按照国务院卫生行政部门的规定报告。

第三十一条　任何单位和个人发现传染病病人或者疑似传染病病人时，应当及时向附近的疾病预防控制机构或者医疗机构报告。

第三十二条　港口、机场、铁路疾病预防控制机构以及国境卫生检疫机关发现甲类传染病病人、病原携带者、疑似传染病病人时，应当按照国家有关规定立即向国境口岸所在地的疾病预防控制机构或者所在地县级以上地方人民政府卫生行政部门报告并互相通报。

第三十三条　疾病预防控制机构应当主动收集、分析、调查、核实传染病疫情信息。接到甲类、乙类传染病疫情报告或者发现传染病暴发、流行时，应当立即报告当地卫生行政部门，由当地卫生行政部门立即报告当地人民政府，同时报告上级卫生行政部门和国务院卫生行政部门。

疾病预防控制机构应当设立或者指定专门的部门、人员负责传染病疫情信息管理工作，及时对疫情报告进行核实、分析。

第三十四条 县级以上地方人民政府卫生行政部门应当及时向本行政区域内的疾病预防控制机构和医疗机构通报传染病疫情以及监测、预警的相关信息。接到通报的疾病预防控制机构和医疗机构应当及时告知本单位的有关人员。

第三十五条 国务院卫生行政部门应当及时向国务院其他有关部门和各省、自治区、直辖市人民政府卫生行政部门通报全国传染病疫情以及监测、预警的相关信息。

毗邻的以及相关的地方人民政府卫生行政部门，应当及时互相通报本行政区域的传染病疫情以及监测、预警的相关信息。

县级以上人民政府有关部门发现传染病疫情时，应当及时向同级人民政府卫生行政部门通报。

中国人民解放军卫生主管部门发现传染病疫情时，应当向国务院卫生行政部门通报。

第三十六条 动物防疫机构和疾病预防控制机构，应当及时互相通报动物间和人间发生的人畜共患传染病疫情以及相关信息。

第三十七条 依照本法的规定负有传染病疫情报告职责的人民政府有关部门、疾病预防控制机构、医疗机构、采供血机构及其工作人员，不得隐瞒、谎报、缓报传染病疫情。

第三十八条 国家建立传染病疫情信息公布制度。

国务院卫生行政部门定期公布全国传染病疫情信息。省、自治区、直辖市人民政府卫生行政部门定期公布本行政区域的传染病疫情信息。

传染病暴发、流行时，国务院卫生行政部门负责向社会公布传染病疫情信息，并可以授权省、自治区、直辖市人民政府卫生行政部门向社会公布本行政区域的传染病疫情信息。

公布传染病疫情信息应当及时、准确。

第四章　疫情控制

第三十九条　医疗机构发现甲类传染病时，应当及时采取下列措施：

（一）对病人、病原携带者，予以隔离治疗，隔离期限根据医学检查结果确定；

（二）对疑似病人，确诊前在指定场所单独隔离治疗；

（三）对医疗机构内的病人、病原携带者、疑似病人的密切接触者，在指定场所进行医学观察和采取其他必要的预防措施。

拒绝隔离治疗或者隔离期未满擅自脱离隔离治疗的，可以由公安机关协助医疗机构采取强制隔离治疗措施。

医疗机构发现乙类或者丙类传染病病人，应当根据病情采取必要的治疗和控制传播措施。

医疗机构对本单位内被传染病病原体污染的场所、物品以及医疗废物，必须依照法律、法规的规定实施消毒和无害化处置。

第四十条　疾病预防控制机构发现传染病疫情或者接到传染病疫情报告时，应当及时采取下列措施：

（一）对传染病疫情进行流行病学调查，根据调查情况提出划定疫点、疫区的建议，对被污染的场所进行卫生处理，对密切接触者，在指定场所进行医学观察和采取其他必要的预防措施，并向卫生行政部门提出疫情控制方案；

（二）传染病暴发、流行时，对疫点、疫区进行卫生处理，向卫生行政部门提出疫情控制方案，并按照卫生行政部门的要求采取措施；

（三）指导下级疾病预防控制机构实施传染病预防、控制措施，组织、指导有关单位对传染病疫情的处理。

第四十一条　对已经发生甲类传染病病例的场所或者该场所内的特定区域的人员，所在地的县级以上地方人民政府可以实施隔离措施，并同时向上一级人民政府报告；接到报告的上级人民政府应当即时作出是否批准的决定。上级人民政府作出不予批准决定的，实施隔离措施的人民政府应当立即解除隔离措施。

在隔离期间，实施隔离措施的人民政府应当对被隔离人员提供生活保障；被隔离人员有工作单位的，所在单位不得停止支付其隔离期间的工作报酬。

隔离措施的解除，由原决定机关决定并宣布。

第四十二条 传染病暴发、流行时，县级以上地方人民政府应当立即组织力量，按照预防、控制预案进行防治，切断传染病的传播途径，必要时，报经上一级人民政府决定，可以采取下列紧急措施并予以公告：

（一）限制或者停止集市、影剧院演出或者其他人群聚集的活动；

（二）停工、停业、停课；

（三）封闭或者封存被传染病病原体污染的公共饮用水源、食品以及相关物品；

（四）控制或者扑杀染疫野生动物、家畜家禽；

（五）封闭可能造成传染病扩散的场所。

上级人民政府接到下级人民政府关于采取前款所列紧急措施的报告时，应当即时作出决定。

紧急措施的解除，由原决定机关决定并宣布。

第四十三条 甲类、乙类传染病暴发、流行时，县级以上地方人民政府报经上一级人民政府决定，可以宣布本行政区域部分或者全部为疫区；国务院可以决定并宣布跨省、自治区、直辖市的疫区。县级以上地方人民政府可以在疫区内采取本法第四十二条规定的紧急措施，并可以对出入疫区的人员、物资和交通工具实施卫生检疫。

省、自治区、直辖市人民政府可以决定对本行政区域内的甲类传染病疫区实施封锁；但是，封锁大、中城市的疫区或者封锁跨省、自治区、直辖市的疫区，以及封锁疫区导致中断干线交通或者封锁国境的，由国务院决定。

疫区封锁的解除，由原决定机关决定并宣布。

第四十四条 发生甲类传染病时，为了防止该传染病通过交通工具及其乘运的人员、物资传播，可以实施交通卫生检疫。具体办法由国务院制定。

第四十五条　传染病暴发、流行时，根据传染病疫情控制的需要，国务院有权在全国范围或者跨省、自治区、直辖市范围内，县级以上地方人民政府有权在本行政区域内紧急调集人员或者调用储备物资，临时征用房屋、交通工具以及相关设施、设备。

紧急调集人员的，应当按照规定给予合理报酬。临时征用房屋、交通工具以及相关设施、设备的，应当依法给予补偿；能返还的，应当及时返还。

第四十六条　患甲类传染病、炭疽死亡的，应当将尸体立即进行卫生处理，就近火化。患其他传染病死亡的，必要时，应当将尸体进行卫生处理后火化或者按照规定深埋。

为了查找传染病病因，医疗机构在必要时可以按照国务院卫生行政部门的规定，对传染病病人尸体或者疑似传染病病人尸体进行解剖查验，并应当告知死者家属。

第四十七条　疫区中被传染病病原体污染或者可能被传染病病原体污染的物品，经消毒可以使用的，应当在当地疾病预防控制机构的指导下，进行消毒处理后，方可使用、出售和运输。

第四十八条　发生传染病疫情时，疾病预防控制机构和省级以上人民政府卫生行政部门指派的其他与传染病有关的专业技术机构，可以进入传染病疫点、疫区进行调查、采集样本、技术分析和检验。

第四十九条　传染病暴发、流行时，药品和医疗器械生产、供应单位应当及时生产、供应防治传染病的药品和医疗器械。铁路、交通、民用航空经营单位必须优先运送处理传染病疫情的人员以及防治传染病的药品和医疗器械。县级以上人民政府有关部门应当做好组织协调工作。

第五章 医疗救治

第五十条 县级以上人民政府应当加强和完善传染病医疗救治服务网络的建设，指定具备传染病救治条件和能力的医疗机构承担传染病救治任务，或者根据传染病救治需要设置传染病医院。

第五十一条 医疗机构的基本标准、建筑设计和服务流程，应当符合预防传染病医院感染的要求。

医疗机构应当按照规定对使用的医疗器械进行消毒；对按照规定一次使用的医疗器具，应当在使用后予以销毁。

医疗机构应当按照国务院卫生行政部门规定的传染病诊断标准和治疗要求，采取相应措施，提高传染病医疗救治能力。

第五十二条 医疗机构应当对传染病病人或者疑似传染病病人提供医疗救护、现场救援和接诊治疗，书写病历记录以及其他有关资料，并妥善保管。

医疗机构应当实行传染病预检、分诊制度；对传染病病人、疑似传染病病人，应当引导至相对隔离的分诊点进行初诊。医疗机构不具备相应救治能力的，应当将患者及其病历记录复印件一并转至具备相应救治能力的医疗机构。具体办法由国务院卫生行政部门规定。

第六章 监督管理

第五十三条 县级以上人民政府卫生行政部门对传染病防治工作履行下列监督检查职责：

（一）对下级人民政府卫生行政部门履行本法规定的传染病防治职责进行监督检查；

（二）对疾病预防控制机构、医疗机构的传染病防治工作进行监督检查；

（三）对采供血机构的采供血活动进行监督检查；

（四）对用于传染病防治的消毒产品及其生产单位进行监督检查，并对饮用水供水单位从事生产或者供应活动以及涉及饮用水卫生安全的产品进行监督检查；

（五）对传染病菌种、毒种和传染病检测样本的采集、保藏、携带、运输、使用进行监督检查；

（六）对公共场所和有关单位的卫生条件和传染病预防、控制措施进行监督检查。

省级以上人民政府卫生行政部门负责组织对传染病防治重大事项的处理。

第五十四条 县级以上人民政府卫生行政部门在履行监督检查职责时，有权进入被检查单位和传染病疫情发生现场调查取证，查阅或者复制有关的资料和采集样本。被检查单位应当予以配合，不得拒绝、阻挠。

第五十五条 县级以上地方人民政府卫生行政部门在履行监督检查职责时，发现被传染病病原体污染的公共饮用水源、食品以及相关物品，如不及时采取控制措施可能导致传染病传播、流行的，可以采取封闭公共饮用水源、封存食品以及相关物品或者暂停销售的临时控制措施，并予以检验或者进行消毒。经检验，属于被污染的食品，应当予以销毁；对未被污染的食品或者经消毒后可以使用的物品，应当解除控制措施。

第五十六条 卫生行政部门工作人员依法执行职务时，应当不少于两人，并出示执法证件，填写卫生执法文书。

卫生执法文书经核对无误后，应当由卫生执法人员和当事人签名。当事人拒绝签名的，卫生执法人员应当注明情况。

第五十七条 卫生行政部门应当依法建立健全内部监督制度，对其工作人员依据法定职权和程序履行职责的情况进行监督。

上级卫生行政部门发现下级卫生行政部门不及时处理职责范围内的事项或者不履行职责的，应当责令纠正或者直接予以处理。

第五十八条 卫生行政部门及其工作人员履行职责，应当自觉接受社会和公民的监督。单位和个人有权向上级人民政府及其卫生行政部门举报违反本法的行为。接到举报的有关人民政府或者其卫生行政部门，应当及时调查处理。

第七章　保障措施

第五十九条　国家将传染病防治工作纳入国民经济和社会发展计划，县级以上地方人民政府将传染病防治工作纳入本行政区域的国民经济和社会发展计划。

第六十条　县级以上地方人民政府按照本级政府职责负责本行政区域内传染病预防、控制、监督工作的日常经费。

国务院卫生行政部门会同国务院有关部门，根据传染病流行趋势，确定全国传染病预防、控制、救治、监测、预测、预警、监督检查等项目。中央财政对困难地区实施重大传染病防治项目给予补助。

省、自治区、直辖市人民政府根据本行政区域内传染病流行趋势，在国务院卫生行政部门确定的项目范围内，确定传染病预防、控制、监督等项目，并保障项目的实施经费。

第六十一条　国家加强基层传染病防治体系建设，扶持贫困地区和少数民族地区的传染病防治工作。

地方各级人民政府应当保障城市社区、农村基层传染病预防工作的经费。

第六十二条　国家对患有特定传染病的困难人群实行医疗救助，减免医疗费用。具体办法由国务院卫生行政部门会同国务院财政部门等部门制定。

第六十三条　县级以上人民政府负责储备防治传染病的药品、医疗器械和其他物资，以备调用。

第六十四条　对从事传染病预防、医疗、科研、教学、现场处理疫情的人员，以及在生产、工作中接触传染病病原体的其他人员，有关单位应当按照国家规定，采取有效的卫生防护措施和医疗保健措施，并给予适当的津贴。

第八章　法律责任

第六十五条　地方各级人民政府未依照本法的规定履行报告职责，或者隐瞒、谎报、缓报传染病疫情，或者在传染病暴发、流行时，未及时组织救治、采取控制措施的，由上级人民政府责令改正，通报批评；造成传染病传播、流行或者其他严重后果的，对负有责任的主管人员，依法给予行政处分；构成犯罪的，依法追究刑事责任。

第六十六条　县级以上人民政府卫生行政部门违反本法规定，有下列情形之一的，由本级人民政府、上级人民政府卫生行政部门责令改正，通报批评；造成传染病传播、流行或者其他严重后果的，对负有责任的主管人员和其他直接责任人员，依法给予行政处分；构成犯罪的，依法追究刑事责任：

（一）未依法履行传染病疫情通报、报告或者公布职责，或者隐瞒、谎报、缓报传染病疫情的；

（二）发生或者可能发生传染病传播时未及时采取预防、控制措施的；

（三）未依法履行监督检查职责，或者发现违法行为不及时查处的；

（四）未及时调查、处理单位和个人对下级卫生行政部门不履行传染病防治职责的举报的；

（五）违反本法的其他失职、渎职行为。

第六十七条　县级以上人民政府有关部门未依照本法的规定履行传染病防治和保障职责的，由本级人民政府或者上级人民政府有关部门责令改正，通报批评；造成传染病传播、流行或者其他严重后果的，对负有责任的主管人员和其他直接责任人员，依法给予行政处分；构成犯罪的，依法追究刑事责任。

第六十八条　疾病预防控制机构违反本法规定，有下列情形之一的，由县级以上人民政府卫生行政部门责令限期改正，通报批评，给予警告；对负有责任的主管人员和其他直接责任人员，依法给予降级、撤职、开除的处分，并可以依法吊销有关责任人员的执业证书；构成犯罪的，依法追究刑事责任：

（一）未依法履行传染病监测职责的；

（二）未依法履行传染病疫情报告、通报职责，或者隐瞒、谎报、缓报传染病疫情的；

（三）未主动收集传染病疫情信息，或者对传染病疫情信息和疫情报告未及时进行分析、调查、核实的；

（四）发现传染病疫情时，未依据职责及时采取本法规定的措施的；

（五）故意泄露传染病病人、病原携带者、疑似传染病病人、密切接触者涉及个人隐私的有关信息、资料的。

第六十九条 医疗机构违反本法规定，有下列情形之一的，由县级以上人民政府卫生行政部门责令改正，通报批评，给予警告；造成传染病传播、流行或者其他严重后果的，对负有责任的主管人员和其他直接责任人员，依法给予降级、撤职、开除的处分，并可以依法吊销有关责任人员的执业证书；构成犯罪的，依法追究刑事责任：

（一）未按照规定承担本单位的传染病预防、控制工作、医院感染控制任务和责任区域内的传染病预防工作的；

（二）未按照规定报告传染病疫情，或者隐瞒、谎报、缓报传染病疫情的；

（三）发现传染病疫情时，未按照规定对传染病病人、疑似传染病病人提供医疗救护、现场救援、接诊、转诊的，或者拒绝接受转诊的；

（四）未按照规定对本单位内被传染病病原体污染的场所、物品以及医疗废物实施消毒或者无害化处置的；

（五）未按照规定对医疗器械进行消毒，或者对按照规定一次使用的医疗器具未予销毁，再次使用的；

（六）在医疗救治过程中未按照规定保管医学记录资料的；

（七）故意泄露传染病病人、病原携带者、疑似传染病病人、密切接触者涉及个人隐私的有关信息、资料的。

第七十条 采供血机构未按照规定报告传染病疫情，或者隐瞒、谎报、缓报传染病疫情，或者未执行国家有关规定，导致因输入血液引起经血液传播疾病发生的，由县级以上人民政府卫生行政部门责令改正，通报批评，给予警告；造成传染病传播、流行或者其他严重后果的，对负有责任的主管人员和其他直接责任人员，依法给予降级、撤职、开除的处分，并可以依法吊销采供血机构的执业许可证；构成犯罪的，依法追究刑事责任。

非法采集血液或者组织他人出卖血液的，由县级以上人民政府卫生行政部门予以取缔，没收违法所得，可以并处十万元以下的罚款；构成犯罪的，依法追究刑事责任。

第七十一条 国境卫生检疫机关、动物防疫机构未依法履行传染病疫情通报职责的，由有关部门在各自职责范围内责令改正，通报批评；造成传染病传播、流行或者其他严重后果的，对负有责任的主管人员和其他直接责任人员，依法给予降级、撤职、开除的处分；构成犯罪的，依法追究刑事责任。

第七十二条 铁路、交通、民用航空经营单位未依照本法的规定优先运送处理传染病疫情的人员以及防治传染病的药品和医疗器械的，由有关部门责令限期改正，给予警告；造成严重后果的，对负有责任的主管人员和其他直接责任人员，依法给予降级、撤职、开除的处分。

第七十三条 违反本法规定，有下列情形之一，导致或者可能导致传染病传播、流行的，由县级以上人民政府卫生行政部门责令限期改正，没收违法所得，可以并处五万元以下的罚款；已取得许可证的，原发证部门可以依法暂扣或者吊销许可证；构成犯罪的，依法追究刑事责任：

（一）饮用水供水单位供应的饮用水不符合国家卫生标准和卫生规范的；

（二）涉及饮用水卫生安全的产品不符合国家卫生标准和卫生规范的；

（三）用于传染病防治的消毒产品不符合国家卫生标准和卫生规范的；

（四）出售、运输疫区中被传染病病原体污染或者可能被传染病病原体污染的物品，未进行消毒处理的；

（五）生物制品生产单位生产的血液制品不符合国家质量标准的。

第七十四条 违反本法规定，有下列情形之一的，由县级以上地方人民政府卫生行政部门责令改正，通报批评，给予警告，已取得许可证的，可以依法暂扣或者吊销许可证；造成传染病传播、流行以及其他严重后果的，对负有责任的主管人员和其他直接责任人员，依法给予降级、撤职、开除的处分，并可以依法吊销有关责任人员的执业证书；构成犯罪的，依法追究刑事责任：

（一）疾病预防控制机构、医疗机构和从事病原微生物实验的单位，不符合国家规定的条件和技术标准，对传染病病原体样本未按照规定进行严格管理，造成实验室感染和病原微生物扩散的；

（二）违反国家有关规定，采集、保藏、携带、运输和使用传染病菌种、毒种和传染病检测样本的；

（三）疾病预防控制机构、医疗机构未执行国家有关规定，导致因输入血液、使用血液制品引起经血液传播疾病发生的。

第七十五条 未经检疫出售、运输与人畜共患传染病有关的野生动物、家畜家禽的，由县级以上地方人民政府畜牧兽医行政部门责令停止违法行为，并依法给予行政处罚。

第七十六条 在国家确认的自然疫源地兴建水利、交通、旅游、能源等大型建设项目，未经卫生调查进行施工的，或者未按照疾病预防控制机构的意见采取必要的传染病预防、控制措施的，由县级以上人民政府卫生行政部门责令限期改正，给予警告，处五千元以上三万元以下的罚款；逾期不改正的，处三万元以上十万元以下的罚款，并可以提请有关人民政府依据职责权限，责令停建、关闭。

第七十七条 单位和个人违反本法规定，导致传染病传播、流行，给他人人身、财产造成损害的，应当依法承担民事责任。

第九章　附则

第七十八条 本法中下列用语的含义：

（一）传染病病人、疑似传染病病人：指根据国务院卫生行政部门发布的《中华人民共和国传染病防治法规定管理的传染病诊断标准》，符合传染病病人和疑似传染病病人诊断标准的人。

（二）病原携带者：指感染病原体无临床症状但能排出病原体的人。

（三）流行病学调查：指对人群中疾病或者健康状况的分布及其决定因素进行调查研究，提出疾病预防控制措施及保健对策。

（四）疫点：指病原体从传染源向周围播散的范围较小或者单个疫源地。

（五）疫区：指传染病在人群中暴发、流行，其病原体向周围播散时所能波及的地区。

（六）人畜共患传染病：指人与脊椎动物共同罹患的传染病，如鼠疫、狂犬病、血吸虫病等。

（七）自然疫源地：指某些可引起人类传染病的病原体在自然界的野生动物中长期存在和循环的地区。

（八）病媒生物：指能够将病原体从人或者其他动物传播给人的生物，如蚊、蝇、蚤类等。

（九）医源性感染：指在医学服务中，因病原体传播引起的感染。

（十）医院感染：指住院病人在医院内获得的感染，包括在住院期间发生的感染和在医院内获得出院后发生的感染，但不包括入院前已开始或者入院时已处于潜伏期的感染。医院工作人员在医院内获得的感染也属医院感染。

（十一）实验室感染：指从事实验室工作时，因接触病原体所致的感染。

（十二）菌种、毒种：指可能引起本法规定的传染病发生的细菌菌种、病毒毒种。

（十三）消毒：指用化学、物理、生物的方法杀灭或者消除环境中的病原微生物。

（十四）疾病预防控制机构：指从事疾病预防控制活动的疾病预防控制中心以及与上述机构业务活动相同的单位。

（十五）医疗机构：指按照《医疗机构管理条例》取得医疗机构执业许可证，从事疾病诊断、治疗活动的机构。

第七十九条　传染病防治中有关食品、药品、血液、水、医疗废物和病原微生物的管理以及动物防疫和国境卫生检疫，本法未规定的，分别适用其他有关法律、行政法规的规定。

第八十条　本法自2004年12月1日起施行。

附录2　新型冠状病毒肺炎诊疗方案

（试行第八版修订版）

（国家卫生健康委办公厅2021年4月14日印发）

新型冠状病毒肺炎（新冠肺炎，COVID-19）为新发急性呼吸道传染病，目前已成为全球性重大公共卫生事件。通过积极防控和救治，我国境内疫情得到有效控制。由于全球疫情持续存在，我国仍面临疫情传播和扩散的风险。当前全球范围内正在组织开展新型冠状病毒疫苗接种，多数人员在接种疫苗后会产生新型冠状病毒特异性抗体，为进一步做好新型冠状病毒肺炎诊疗工作，我委组织专家对《新型冠状病毒肺炎诊疗方案（试行第八版）》相关内容进行修订，形成《新型冠状病毒肺炎诊疗方案（试行第八版修订版）》。

一、病原学特点

新型冠状病毒（2019-nCoV）属于β属的冠状病毒，有包膜，颗粒呈圆形或椭圆形，直径60～140nm。具有5个必需基因，分别针对核蛋白（N）、病毒包膜（E）、基质蛋白（M）和刺突蛋白（S）4种结构蛋白及RNA依赖性的RNA聚合酶（RdRp）。核蛋白（N）包裹RNA基因组构成核衣壳，外面围绕着病毒包膜（E），病毒包膜包埋有基质蛋白（M）和刺突蛋白（S）等蛋白。刺突蛋白通过结合血管紧张素转化酶2（ACE-2）进入细胞。体外分离培养时，新型冠状病毒96个小时左右即可在人呼吸道上皮细胞内发现，而在Vero E6和Huh-7细胞系中分离培养约需4～6天。

冠状病毒对紫外线和热敏感，56° C30分钟、乙醚、75%乙醇、含氯消毒剂、过氧乙酸和氯仿等脂溶剂均可有效灭活病毒，氯己定不能有效灭活病毒。

二、流行病学特点

（一）传染源。

传染源主要是新型冠状病毒感染的患者和无症状感染者，在潜伏期即有传染性，发病后5天内传染性较强。

（二）传播途径。

经呼吸道飞沫和密切接触传播是主要的传播途径。接触病毒污染的物品也可造成感染。

在相对封闭的环境中长时间暴露于高浓度气溶胶情况下存在经气溶胶传播的可能。由于在粪便、尿液中可分离到新型冠状病毒，应注意其对环境污染造成接触传播或气溶胶传播。

（三）易感人群。

人群普遍易感。感染后或接种新型冠状病毒疫苗后可获得一定的免疫力，但持续时间尚不明确。

三、病理改变

以下为主要器官病理学改变和新型冠状病毒检测结果（不包括基础疾病病变）。

（一）肺脏。

肺脏呈不同程度的实变。实变区主要呈现弥漫性肺泡损伤和渗出性肺泡炎。不同区域肺病变复杂多样，新旧交错。

肺泡腔内见浆液、纤维蛋白性渗出物及透明膜形成；渗出细胞主要为单核和巨噬细胞，可见多核巨细胞。Ⅱ型肺泡上皮细胞增生，部分细胞脱落。Ⅱ型肺泡上皮细胞和巨噬细胞内偶见包涵体。肺泡隔可见充血、水肿，单核和淋巴细胞浸润。少数肺泡过度充气、肺泡隔断裂或囊腔形成。肺内各级支气管黏膜部分上皮脱落，腔内可见渗出物和黏液。小支气管和细支气管易见黏液栓形成。可见肺血管炎、血栓形成（混合血栓、透明血栓）和血栓栓塞。肺组织易见灶性出血，可见出血性梗死、细菌和（或）

真菌感染。病程较长的病例，可见肺泡腔渗出物机化（肉质变）和肺间质纤维化。

电镜下支气管黏膜上皮和Ⅱ型肺泡上皮细胞胞质内可见冠状病毒颗粒。免疫组化染色显示部分支气管黏膜上皮、肺泡上皮细胞和巨噬细胞呈新型冠状病毒抗原免疫染色和核酸检测阳性。

（二）脾脏、肺门淋巴结和骨髓。

脾脏缩小。白髓萎缩，淋巴细胞数量减少、部分细胞坏死；红髓充血、灶性出血，脾脏内巨噬细胞增生并可见吞噬现象；可见脾脏贫血性梗死。淋巴结淋巴细胞数量较少，可见坏死。免疫组化染色显示脾脏和淋巴结内CD4+T和CD8+T细胞均减少。淋巴结组织可呈新型冠状病毒核酸检测阳性，巨噬细胞新型冠状病毒抗原免疫染色阳性。骨髓造血细胞或增生或数量减少，粒红比例增高；偶见噬血现象。

（三）心脏和血管。

部分心肌细胞可见变性、坏死，间质充血、水肿，可见少数单核细胞、淋巴细胞和（或）中性粒细胞浸润。偶见新型冠状病毒核酸检测阳性。

全身主要部位小血管可见内皮细胞脱落、内膜或全层炎症；可见血管内混合血栓形成、血栓栓塞及相应部位的梗死。主要脏器微血管可见透明血栓形成。

（四）肝脏和胆囊。

肝细胞变性、灶性坏死伴中性粒细胞浸润；肝血窦充血，汇管区见淋巴细胞和单核细胞细胞浸润，微血栓形成。胆囊高度充盈。肝脏和胆囊可见新型冠状病毒核酸检测阳性。

（五）肾脏。

肾小球毛细血管充血，偶见节段性纤维素样坏死；球囊腔内见蛋白性渗出物。近端小管上皮变性，部分坏死、脱落，远端小管易见管型。肾间质充血，可见微血栓形成。肾组织偶见新型冠状病毒核酸检测阳性。

（六）其他器官。

脑组织充血、水肿，部分神经元变性、缺血性改变和脱失，偶见噬节现象；可见血管周围间隙单核细胞和淋巴细胞浸润。肾上腺见灶性坏死。食管、胃和肠黏膜上皮不同程度变性、坏死、脱落，固有层和黏膜下单核细胞、淋巴细胞浸润。肾上腺可见皮质细胞变性，灶性出血和坏死。睾丸见不同程度的生精细胞数量减少，Sertoli细胞和Leydig细胞变性。

鼻咽和胃肠黏膜及睾丸和唾液腺等器官可检测到新型冠状病毒。

四、临床特点

（一）临床表现。

潜伏期1～14天，多为3～7天。

以发热、干咳、乏力为主要表现。部分患者以嗅觉、味觉减退或丧失等为首发症状，少数患者伴有鼻塞、流涕、咽痛、结膜炎、肌痛和腹泻等症状。重症患者多在发病一周后出现呼吸困难和（或）低氧血症，严重者可快速进展为急性呼吸窘迫综合征、脓毒症休克、难以纠正的代谢性酸中毒和出凝血功能障碍及多器官功能衰竭等。极少数患者还可有中枢神经系统受累及肢端缺血性坏死等表现。值得注意的是重型、危重型患者病程中可为中低热，甚至无明显发热。

轻型患者可表现为低热、轻微乏力、嗅觉及味觉障碍等，无肺炎表现。少数患者在感染新型冠状病毒后可无明显临床症状。

多数患者预后良好，少数患者病情危重，多见于老年人、有慢性基础疾病者、晚期妊娠和围产期女性、肥胖人群。

儿童病例症状相对较轻，部分儿童及新生儿病例症状可不典型，表现为呕吐、腹泻等消化道症状或仅表现为反应差、呼吸急促。极少数儿童可有多系统炎症综合征（MIS-C），出现类似川崎病或不典型川崎病表现、中毒性休克综合征或巨噬细胞活化综合征等，多发生于恢复期。主要表现为发热伴皮疹、非化脓性结膜炎、黏膜炎症、低血压或休克、凝血障碍、急性消化道症状等。一旦发生，病情可在短期内急剧恶化。

（二）实验室检查。

1. 一般检查。

发病早期外周血白细胞总数正常或减少，可见淋巴细胞计数减少，部分患者可出现肝酶、乳酸脱氢酶、肌酶、肌红蛋白、肌钙蛋白和铁蛋白增高。多数患者C反应蛋白（CRP）和血沉升高，降钙素原（PCT）正常。重型、危重型患者可见D-二聚体升高、外周血淋巴细胞进行性减少，炎症因子升高。

2. 病原学及血清学检查。

（1）病原学检查：采用RT-PCR、NGS等方法在鼻、口咽拭子、痰和其他下呼吸道分泌物、血液、粪便、尿液等标本中可检测出新型冠状病毒核酸。检测下呼吸道标本（痰或气道抽取物）更加准确。

核酸检测会受到病程、标本采集、检测过程、检测试剂等因素的影响，为提高检测阳性率，应规范采集标本，标本采集后尽快送检。

（2）血清学检查：新型冠状病毒特异性IgM抗体、IgG抗体阳性，发病1周内阳性率均较低。

由于试剂本身阳性判断值原因，或者体内存在干扰物质（类风湿因子、嗜异性抗体、补体、溶菌酶等），或者标本原因（标本溶血、标本被细菌污染、标本贮存时间过长、标本凝固不全等），抗体检测可能会出现假阳性。一般不单独以血清学检测作为诊断依据，需结合流行病学史、临床表现和基础疾病等情况进行综合判断。

（三）胸部影像学。

早期呈现多发小斑片影及间质改变，以肺外带明显。进而发展为双肺多发磨玻璃影、浸润影，严重者可出现肺实变，胸腔积液少见。MIS-C时，心功能不全患者可见心影增大和肺水肿。

五、诊断

（一）诊断原则。

根据流行病学史、临床表现、实验室检查等进行综合分析，作出诊断。新型冠状病毒核酸检测阳性为确诊的首要标准。未接种新型冠状病毒疫苗者新型冠状病毒特异性抗体检测可作为诊断的参考依据。接种新型冠状病毒疫苗者和既往感染新型冠状病毒者，原则上抗体不作为诊断依据。

（二）诊断标准。

1. 疑似病例。

有下述流行病学史中的任何1条，且符合临床表现中任意2条。

无明确流行病学史的，符合临床表现中的3条；或符合临床表现中任意2条，同时新型冠状病毒特异性IgM抗体阳性（近期接种过新型冠状病毒疫苗者不作为参考指标）。

（1）流行病学史。

①发病前14天内有病例报告社区的旅行史或居住史；

②发病前14天内与新型冠状病毒感染的患者和无症状感染者有接触史；

③发病前14天内曾接触过来自有病例报告社区的发热或有呼吸道症状的患者；

④聚集性发病（14天内在小范围如家庭、办公室、学校班级等场所，出现2例及以上发热和/或呼吸道症状的病例）。

（2）临床表现。

①发热和（或）呼吸道症状等新型冠状病毒肺炎相关临床表现；

②具有上述新型冠状病毒肺炎影像学特征；

③发病早期白细胞总数正常或降低，淋巴细胞计数正常或减少。

2. 确诊病例。

疑似病例具备以下病原学或血清学证据之一者：

（1）新型冠状病毒核酸检测阳性；

（2）未接种新型冠状病毒疫苗者新型冠状病毒特异性IgM抗体和IgG抗体均为阳性。

六、临床分型

（一）轻型。

临床症状轻微，影像学未见肺炎表现。

（二）普通型。

具有发热、呼吸道症状等，影像学可见肺炎表现。

（三）重型。

成人符合下列任何一条：

1. 出现气促，RR≥30次/分；

2. 静息状态下，吸空气时指氧饱和度≤93%；

3. 动脉血氧分压（PaO_2）/吸氧浓度（FiO_2）≤300mmHg（1mmHg=0.133kPa）；

高海拔（海拔超过1000米）地区应根据以下公式对PaO_2/FiO_2进行校正：$PaO_2/FiO_2 \times$［760/大气压（mmHg）］。

4. 临床症状进行性加重，肺部影像学显示24～48小时内病灶明显进展>50%者。

儿童符合下列任何一条：

1. 持续高热超过3天；

2. 出现气促（<2月龄，RR≥60次/分；2～12月龄，RR≥50次/分；1～5岁，RR≥40次/分；>5岁，RR≥30次/分），除外发热和哭闹的影响；

3. 静息状态下，吸空气时指氧饱和度≤93%；

4. 辅助呼吸（鼻翼扇动、三凹征）；

5. 出现嗜睡、惊厥；

6. 拒食或喂养困难，有脱水征。

（四）危重型。

符合以下情况之一者：

1. 出现呼吸衰竭，且需要机械通气；

2. 出现休克；

3. 合并其他器官功能衰竭需ICU监护治疗。

七、重型/危重型高危人群

（一）大于65岁老年人；

（二）有心脑血管疾病（含高血压）、慢性肺部疾病（慢性阻塞性肺疾病、中度至重度哮喘）、糖尿病、慢性肝脏、肾脏疾病、肿瘤等基础疾病者；

（三）免疫功能缺陷（如艾滋病患者、长期使用皮质类固醇或其他免疫抑制药物导致免疫功能减退状态）；

（四）肥胖（体质指数≥30）；

（五）晚期妊娠和围产期女性；

（六）重度吸烟者。

八、重型/危重型早期预警指标

（一）成人。

有以下指标变化应警惕病情恶化：

1. 低氧血症或呼吸窘迫进行性加重；

2. 组织氧合指标恶化或乳酸进行性升高；

3. 外周血淋巴细胞计数进行性降低或外周血炎症标记物如IL-6、CRP、铁蛋白等进行性上升；

4. D-二聚体等凝血功能相关指标明显升高；

5. 胸部影像学显示肺部病变明显进展。

（二）儿童。

1. 呼吸频率增快；

2. 精神反应差、嗜睡；

3. 乳酸进行性升高；

4. CRP、PCT、铁蛋白等炎症标记物明显升高；

5. 影像学显示双侧或多肺叶浸润、胸腔积液或短期内病变快速进展；

6. 有基础疾病（先天性心脏病、支气管肺发育不良、呼吸道畸形、异常血红蛋白、重度营养不良等）、有免疫缺陷或低下（长期使用免疫抑制剂）和新生儿。

九、鉴别诊断

（一）新型冠状病毒肺炎轻型表现需与其他病毒引起的上呼吸道感染相鉴别。

（二）新型冠状病毒肺炎主要与流感病毒、腺病毒、呼吸道合胞病毒等其他已知病毒性肺炎及肺炎支原体感染鉴别，尤其是对疑似病例要尽可能采取快速抗原检测、多重PCR核酸检测等方法，对常见呼吸道病原体进行检测。

（三）还要与非感染性疾病，如血管炎、皮肌炎和机化性肺炎等鉴别。

（四）儿童患者出现皮疹、黏膜损害时，需与川崎病鉴别。

十、病例的发现与报告

各级各类医疗机构的医务人员发现符合病例定义的疑似病例后，应当立即进行单人单间隔离治疗，院内专家会诊或主诊医师会诊，仍考虑疑似病例，在2小时内进行网络直报，并采集标本进行新型冠状病毒核酸检测，同时在确保转运安全前提下立即将疑似病例转运至定点医院。与新型冠状病毒感染者有密切接触者，即便常见呼吸道病原检测阳性，也应及时进行新型冠状病毒病原学检测。疑似病例连续两次新型冠状病毒核酸检测阴性（采样时间至少间隔24小时）且发病7天后新型冠状病毒特异性IgM抗体和IgG抗体仍为阴性可排除疑似病例诊断。

对于确诊病例应在发现后2小时内进行网络直报。

十一、治疗

（一）根据病情确定治疗场所。

1. 疑似及确诊病例应在具备有效隔离条件和防护条件的定点医院隔离治疗，疑似病例应单人单间隔离治疗，确诊病例可多人收治在同一病室。

2. 危重型病例应当尽早收入ICU治疗。

（二）一般治疗。

1. 卧床休息，加强支持治疗，保证充分能量摄入；注意水、电解质平衡，维持内环境稳定；密切监测生命体征、指氧饱和度等。

2. 根据病情监测血常规、尿常规、CRP、生化指标（肝酶、心肌酶、肾功能等）、凝血功能、动脉血气分析、胸部影像学等。有条件者可行细胞因子检测。

3. 及时给予有效氧疗措施，包括鼻导管、面罩给氧和经鼻高流量氧疗。有条件可采用氢氧混合吸入气（H_2/O_2：66.6%/33.3%）治疗。

4. 抗菌药物治疗：避免盲目或不恰当使用抗菌药物，尤其是联合使用广谱抗菌药物。

（三）抗病毒治疗。

在抗病毒药物应急性临床试用过程中，相继开展了多项临床试验，虽然仍未发现经严格“随机、双盲、安慰剂对照研究”证明有效的抗病毒药物，但某些药物经临床观察研究显示可能具有一定的治疗作用。目前较为一致的意见认为，具有潜在抗病毒作用的药物应在病程早期使用，建议重点应用于有重症高危因素及有重症倾向的患者。

不推荐单独使用洛匹那韦/利托那韦和利巴韦林，不推荐使用羟氯喹或联合使用阿奇霉素。以下药物可继续试用，在临床应用中进一步评价疗效。

1. α-干扰素：成人每次500万U或相当剂量，加入灭菌注射用水2mL，每日2次，雾化吸入，疗程不超过10天；

2. 利巴韦林：建议与干扰素（剂量同上）或洛匹那韦/利托那韦（成人200mg/50mg/粒，每次2粒，每日2次）联合应用，成人500mg/次，每日2至3次静脉输注，疗程不超过10天；

3. 磷酸氯喹：用于18～65岁成人。体重大于50kg者，每次500mg，每日2次，疗程7天；体重小于50kg者，第1、2天每次500mg，每日2次，第3～7天每次500mg，每日1次；

4. 阿比多尔：成人200mg，每日3次，疗程不超过10天。

要注意上述药物的不良反应、禁忌证以及与其他药物的相互作用等问题。不建议同时应用3种以上抗病毒药物，出现不可耐受的毒副作用时应停止使用相关药物。对孕产妇患者的治疗应考虑妊娠周数，尽可能选择对胎儿影响较小的药物，以及考虑是否终止妊娠后再进行治疗，并知情告知。

（四）免疫治疗。

1. 康复者恢复期血浆：适用于病情进展较快、重型和危重型患者。用法用量参考《新冠肺炎康复者恢复期血浆临床治疗方案（试行第二版）》。

2. 静注COVID-19人免疫球蛋白：可应急用于病情进展较快的普通型和重型患者。推荐剂量为普通型20mL、重型40mL，静脉输注，根据患者病情改善情况，可隔日再次输注，总次数不超过5次。

3. 托珠单抗：对于双肺广泛病变者及重型患者，且实验室检测IL-6水平升高者，可试用。具体用法：首次剂量4～8mg/kg，推荐剂量400mg，0.9%生理盐水稀释至100mL，输注时间大于1小时；首次用药疗效不佳者，可在首剂应用12小时后追加应用一次（剂量同前），累计给药次数最多为2次，单次最大剂量不超过800mg。注意过敏反应，有结核等活动性感染者禁用。

（五）糖皮质激素治疗。

对于氧合指标进行性恶化、影像学进展迅速、机体炎症反应过度激活状态的患者，酌情短期内（一般建议3～5日，不超过10日）使用糖皮质激素，建议剂量相当于甲泼尼龙0.5～1mg/kg/日，应当注意较大剂量糖皮质激素由于免疫抑制作用，可能会延缓对病毒的清除。

（六）重型、危重型病例的治疗。

1. 治疗原则：在上述治疗的基础上，积极防治并发症，治疗基础疾病，预防继发感染，及时进行器官功能支持。

2. 呼吸支持：

（1）鼻导管或面罩吸氧。

PaO_2/FiO_2低于300mmHg的重型患者均应立即给予氧疗。接受鼻导管或面罩吸氧后，短时间（1～2小时）密切观察，若呼吸窘迫和（或）低氧血症无改善，应使用经鼻高流量氧疗（HFNC）或无创通气（NIV）。

（2）经鼻高流量氧疗或无创通气。

PaO_2/FiO_2低于200mmHg应给予经鼻高流量氧疗（HFNC）或无创通气（NIV）。接受HFNC或NIV的患者，无禁忌证的情况下，建议同时实施俯卧位通气，即清醒俯卧位通气，俯卧位治疗时间应大于12小时。

部分患者使用HFNC或NIV治疗的失败风险高，需要密切观察患者的症状和体征。若短时间（1～2小时）治疗后病情无改善，特别是接受俯卧位治疗后，低氧血症仍无改善，或呼吸频数、潮气量过大或吸气努力过强等，往往提示HFNC或NIV治疗疗效不佳，应及时进行有创机械通气治疗。

（3）有创机械通气。

一般情况下，PaO_2/FiO_2低于150mmHg，应考虑气管插管，实施有创机械通气。但鉴于重症新型冠状病毒肺炎患者低氧血症的临床表现不典型，不应单纯把PaO_2/FiO_2是否达标作为气管插管和有创机械通气的指征，而应结合患者的临床表现和器官功能情况实时进行评估。值得注意的是，延误气管插管，带来的危害可能更大。

早期恰当的有创机械通气治疗是危重型患者重要的治疗手段。实施肺保护性机械通气策略。对于中重度急性呼吸窘迫综合征患者，或有创机械通气FiO_2高于50%时，可采用肺复张治疗。并根据肺复张的反应性，决定是否反复实施肺复张手法。应注意部分新型冠状病毒肺炎患者肺可复张性较差，应避免过高的PEEP导致气压伤。

（4）气道管理。

加强气道湿化，建议采用主动加热湿化器，有条件的使用环路加热导丝保证湿化效果；建议使用密闭式吸痰，必要时气管镜吸痰；积极进行气道廓清治疗，如振动排痰、高频胸廓振荡、体位引流等；在氧合及血流动力学稳定的情况下，尽早开展被动及主动活动，促进痰液引流及肺康复。

（5）体外膜肺氧合（ECMO）

ECMO启动时机。在最优的机械通气条件下（$FiO_2 \geq 80\%$，潮气量为6mL/kg理想体重，PEEP≥5cmH_2O，且无禁忌证），且保护性通气和俯卧位通气效果不佳，并符合以下之一，应尽早考虑评估实施ECMO：

①$PaO_2/FiO_2 < 50mmHg$超过3小时；

②$PaO_2/FiO_2 < 80mmHg$超过6小时；

③动脉血pH＜7.25且$PaCO_2 > 60mmHg$超过6小时，且呼吸频率＞35次/分；

④呼吸频率＞35次/分时，动脉血pH<7.2且平台压＞30cmH_2O；

⑤合并心源性休克或者心脏骤停。

符合ECMO指征，且无禁忌证的危重型患者，应尽早启动ECMO治疗，避免延误时机，导致患者预后不良。

ECMO模式选择。仅需呼吸支持时选用静脉—静脉方式ECMO（VV-ECMO），是最为常用的方式；需呼吸和循环同时支持则选用静脉—动脉方式ECMO（VA-ECMO）；VA-ECMO出现头臂部缺氧时可采用静脉—动脉—静脉方式ECMO（VAV-ECMO）。实施ECMO后，严格实施肺保护性肺通气策略。推荐初始设置：潮气量＜4～6mL/kg理想体重，平台压≤25cmH_2O，驱动压＜15cmH_2O，PEEP5～15cmH_2O，呼吸频率4～10次/分，$FiO_2 < 50\%$。对于氧合功能难以维持或吸气努力强、双肺重力依赖区实变明显，或需积极气道分泌物引流的患者，可联合俯卧位通气。

儿童心肺代偿能力较成人弱，对缺氧更为敏感，需要应用比成人更积极的氧疗和通气支持策略，指征应适当放宽；不推荐常规应用肺复张。

3. 循环支持：危重型患者可合并休克，应在充分液体复苏的基础上，合理使用血管活性药物，密切监测患者血压、心率和尿量的变化，以及乳酸和碱剩余。必要时进行血流动力学监测，指导输液和血管活性药物使用，改善组织灌注。

4. 抗凝治疗：重型或危重型患者合并血栓栓塞风险较高。对无抗凝禁忌证者，同时D-二聚体明显增高者，建议预防性使用抗凝药物。发生血栓栓塞事件时，按照相应指南进行抗凝治疗。

5. 急性肾损伤和肾替代治疗：危重型患者可合并急性肾损伤，应积极寻找病因，如低灌注和药物等因素。在积极纠正病因的同时，注意维持水、电解质、酸碱平衡。连续性肾替代治疗（CRRT）的指征包括：①高钾血症；②严重酸中毒；③利尿剂无效的肺水肿或水负荷过多。

6. 血液净化治疗：血液净化系统包括血浆置换、吸附、灌流、血液/血浆滤过等，能清除炎症因子，阻断"细胞因子风暴"，从而减轻炎症反应对机体的损伤，可用于重型、危重型患者细胞因子风暴早中期的救治。

7. 儿童多系统炎症综合征：治疗原则是多学科合作，尽早抗炎、纠正休克和出凝血功能障碍、脏器功能支持，必要时抗感染治疗。有典型或不典型川崎病表现者，与川崎病经典治疗方案相似。以静脉用丙种球蛋白（IVIG）、糖皮质激素及口服阿司匹林等治疗为主。

8. 其他治疗措施可考虑使用血必净治疗；可使用肠道微生态调节剂，维持肠道微生态平衡，预防继发细菌感染；儿童重型、危重型病例可酌情考虑使用IVIG。

妊娠合并重型或危重型患者应积极终止妊娠，剖腹产为首选。

患者常存在焦虑恐惧情绪，应当加强心理疏导，必要时辅以药物治疗。

（七）中医治疗。

本病属于中医"疫"病范畴，病因为感受"疫戾"之气，各地可根据病情、当地气候特点以及不同体质等情况，参照下列方案进行辨证论治。涉及到超药典剂量，应当在医师指导下使用。

1. 医学观察期。

临床表现1：乏力伴胃肠不适

推荐中成药：藿香正气胶囊（丸、水、口服液）

临床表现2：乏力伴发热

推荐中成药：金花清感颗粒、连花清瘟胶囊（颗粒）、疏风解毒胶囊（颗粒）

2. 临床治疗期（确诊病例）。

2.1 清肺排毒汤

适用范围：结合多地医生临床观察，适用于轻型、普通型、重型患者，在危重型患者救治中可结合患者实际情况合理使用。

基础方剂：麻黄9g、炙甘草6g、杏仁9g、生石膏15～30g（先煎）、桂枝9g、泽泻9g、猪苓9g、白术9g、茯苓15g、柴胡16g、黄芩6g、姜半夏9g、生姜9g、紫菀9g、冬花9g、射干9g、细辛6g、山药12g、枳实6g、陈皮6g、藿香9g。

服法：传统中药饮片，水煎服。每天一付，早晚各一次（饭后四十分钟），温服，三付一个疗程。

如有条件，每次服完药可加服大米汤半碗，舌干津液亏虚者可多服至一碗。（注：如患者不发热则生石膏的用量要小，发热或壮热可加大生石膏用量）。若症状好转而未痊愈则服用第二个疗程，若患者有特殊情况或其他基础病，第二疗程可以根据实际情况修改处方，症状消失则停药。

处方来源：国家卫生健康委办公厅 国家中医药管理局办公室《关于推荐在中西医结合救治新型冠状病毒感染的肺炎中使用“清肺排毒汤”的通知》（国中医药办医政函〔2020〕22号）。

2.2 轻型

（1）寒湿郁肺证

临床表现：发热，乏力，周身酸痛，咳嗽，咯痰，胸紧憋气，纳呆，恶心，呕吐，大便粘腻不爽。舌质淡胖齿痕或淡红，苔白厚腐腻或白腻，脉濡或滑。

推荐处方：寒湿疫方

基础方剂：生麻黄6g、生石膏15g、杏仁9g、羌活15g、葶苈子15g、贯众9g、地龙15g、徐长卿15g、藿香15g、佩兰9g、苍术15g、云苓45g、生白术30g、焦三仙各9g、厚朴15g、焦槟榔9g、煨草果9g、生姜15g。

服法：每日1剂，水煎600mL，分3次服用，早中晚各1次，饭前服用。

（2）湿热蕴肺证

临床表现：低热或不发热，微恶寒，乏力，头身困重，肌肉酸痛，干咳痰少，咽痛，口干不欲多饮，或伴有胸闷脘痞，无汗或汗出不畅，或见呕恶纳呆，便溏或大便粘滞不爽。舌淡红，苔白厚腻或薄黄，脉滑数或濡。

推荐处方：槟榔10g、草果10g、厚朴10g、知母10g、黄芩10g、柴胡10g、赤芍10g、连翘15g、青蒿10g（后下）、苍术10g、大青叶10g、生甘草5g。

服法：每日1剂，水煎400mL，分2次服用，早晚各1次。

2.3 普通型

（1）湿毒郁肺证

临床表现：发热，咳嗽痰少，或有黄痰，憋闷气促，腹胀，便秘不畅。舌质暗红，舌体胖，苔黄腻或黄燥，脉滑数或弦滑。

推荐处方：宣肺败毒方

基础方剂：生麻黄6g、苦杏仁15g、生石膏30g、生薏苡仁30g、茅苍术10g、广藿香15g、青蒿草12g、虎杖20g、马鞭草30g、干芦根30g、葶苈子15g、化橘红15g、生甘草10g。

服法：每日1剂，水煎400mL，分2次服用，早晚各1次。

（2）寒湿阻肺证

临床表现：低热，身热不扬，或未热，干咳，少痰，倦怠乏力，胸闷，脘痞，或呕恶，便溏。舌质淡或淡红，苔白或白腻，脉濡。

推荐处方：苍术15g、陈皮10g、厚朴l0g、藿香10g、草果6g、生麻黄6g、羌活10g、生姜10g、槟榔10g。

服法：每日1剂，水煎400mL，分2次服用，早晚各1次。

2.4 重型

（1）疫毒闭肺证

临床表现：发热面红，咳嗽，痰黄粘少，或痰中带血，喘憋气促，疲乏倦怠，口干苦粘，恶心不食，大便不畅，小便短赤。舌红，苔黄腻，脉滑数。

推荐处方：化湿败毒方

基础方剂：生麻黄6g、杏仁9g、生石膏15g、甘草3g、藿香10g（后下）、厚朴10g、苍术15g、草果10g、法半夏9g、茯苓15g、生大黄5g（后下）、生黄芪10g、葶苈子10g、赤芍10g。

服法：每日1～2剂，水煎服，每次100mL～200mL，一日2～4次，口服或鼻饲。

（2）气营两燔证

临床表现：大热烦渴，喘憋气促，谵语神昏，视物错瞀，或发斑疹，或吐血、衄血，或四肢抽搐。舌绛少苔或无苔，脉沉细数，或浮大而数。

推荐处方：生石膏30～60g（先煎）、知母30g、生地30～60g、水牛角30g（先煎）、赤芍30g、玄参30g、连翘15g、丹皮15g、黄连6g、竹叶12g、葶苈子15g、生甘草6g。

服法：每日1剂，水煎服，先煎石膏、水牛角后下诸药，每次100mL～200mL，每日2～4次，口服或鼻饲。

推荐中成药：喜炎平注射液、血必净注射液、热毒宁注射液、痰热清注射液、醒脑静注射液。功效相近的药物根据个体情况可选择一种，也可根据临床症状联合使用两种。中药注射剂可与中药汤剂联合使用。

2.5 危重型

内闭外脱证

临床表现：呼吸困难、动辄气喘或需要机械通气，伴神昏，烦躁，汗出肢冷，舌质紫暗，苔厚腻或燥，脉浮大无根。

推荐处方：人参15g、黑顺片10g（先煎）、山茱萸15g，送服苏合香丸或安宫牛黄丸。

出现机械通气伴腹胀便秘或大便不畅者，可用生大黄5～10g。出现人机不同步情况，在镇静和肌松剂使用的情况下，可用生大黄5～10g和芒硝5～10g。

推荐中成药：血必净注射液、热毒宁注射液、痰热清注射液、醒脑静注射液、参附注射液、生脉注射液、参麦注射液。功效相近的药物根据个体情况可选择一种，也可根据临床症状联合使用两种。中药注射剂可与中药汤剂联合使用。

注：重型和危重型中药注射剂推荐用法

中药注射剂的使用遵照药品说明书从小剂量开始、逐步辨证调整的原则，推荐用法如下：

病毒感染或合并轻度细菌感染：0.9%氯化钠注射液250mL加喜炎平注射液100mg bid，或0.9%氯化钠注射液250mL加热毒宁注射液20mL，或0.9%氯化钠注射液250mL加痰热清注射液40mL bid。

高热伴意识障碍：0.9%氯化钠注射液250mL加醒脑静注射液20mL bid。

全身炎症反应综合征或/和多脏器功能衰竭：0.9%氯化钠注射液250mL加血必净注射液100mL bid。

免疫抑制：葡萄糖注射液250mL加参麦注射液100mL或生脉注射液20～60mL bid。

2.6 恢复期

（1）肺脾气虚证

临床表现：气短，倦怠乏力，纳差呕恶，痞满，大便无力，便溏不爽。舌淡胖，苔白腻。

推荐处方：法半夏9g、陈皮10g、党参15g、炙黄芪30g、炒白术10g、茯苓15g、藿香10g、砂仁6g（后下）、甘草6g。

服法：每日1剂，水煎400mL，分2次服用，早晚各1次。

（2）气阴两虚证

临床表现：乏力，气短，口干，口渴，心悸，汗多，纳差，低热或不热，干咳少痰。舌干少津，脉细或虚无力。

推荐处方：南北沙参各10g、麦冬15g、西洋参6g，五味子6g、生石膏15g、淡竹叶10g、桑叶10g、芦根15g、丹参15g、生甘草6g。

服法：每日1剂，水煎400mL，分2次服用，早晚各1次。

（八）早期康复。

重视患者早期康复介入，针对新型冠状病毒肺炎患者呼吸功能、躯体功能以及心理障碍，积极开展康复训练和干预，尽最大可能恢复体能、体质和免疫能力。

十二、护理

根据患者病情，明确护理重点并做好基础护理。重症患者密切观察患者生命体征和意识状态，重点监测血氧饱和度。危重症患者24小时持续心电监测，每小时测量患者的心率、呼吸频率、血压、SpO_2，每4小时测量并记录体温。合理、正确使用静脉通路，并保持各类管路通畅，妥善固定。卧床患者定时变更体位，预防压力性损伤。按护理规范做好无创机械通气、有创机械通气、人工气道、俯卧位通气、镇静镇痛、体外膜肺氧合诊疗的护理。特别注意患者口腔护理和液体出入量管理，有创机械通气患者防止误吸。清醒患者及时评估心理状况，做好心理护理。

十三、出院标准及出院后注意事项

（一）出院标准。

1. 体温恢复正常3天以上；

2. 呼吸道症状明显好转；

3. 肺部影像学显示急性渗出性病变明显改善；

4. 连续两次呼吸道标本核酸检测阴性（采样时间至少间隔24小时）。

满足以上条件者可出院。

对于满足上述第1、2、3条标准的患者，核酸仍持续阳性超过4周者，建议通过抗体检测、病毒培养分离等方法对患者传染性进行综合评估后，判断是否出院。

（二）出院后注意事项。

1. 定点医院要做好与患者居住地基层医疗机构间的联系，共享病历资料，及时将出院患者信息推送至患者辖区或居住地基层医疗卫生机构。

2. 建议出院后继续进行14天隔离管理和健康状况监测，佩戴口罩，有条件的居住在通风良好的单人房间，减少与家人的近距离密切接触，分餐饮食，做好手卫生，避免外出活动。

3. 建议在出院后第2周、第4周到医院随访、复诊。

十四、转运原则

按照国家卫生健康委印发的《新型冠状病毒感染的肺炎病例转运工作方案（试行）》执行。

十五、医疗机构内感染预防与控制

严格按照国家卫生健康委印发的《医疗机构内新型冠状病毒感染预防与控制技术指南（第二版）》的要求执行。

十六、预防

（一）新型冠状病毒疫苗接种。

接种新型冠状病毒疫苗是预防新型冠状病毒感染、降低发病率和重症率的有效手段，符合接种条件者均可接种。

（二）一般预防措施。

保持良好的个人及环境卫生，均衡营养、适量运动、充足休息，避免过度疲劳。提高健康素养，养成“一米线”、勤洗手、戴口罩、公筷制等卫生习惯和生活方式，打喷嚏或咳嗽时应掩住口鼻。保持室内通风良好，科学做好个人防护，出现呼吸道症状时应及时到发热门诊就医。近期去过高风险地区或与确诊、疑似病例有接触史的，应主动进行新型冠状病毒核酸检测。

附录3 防控新型冠状病毒感染肺炎中成药使用建议

（云南中医药大学、云南省中医药学会2020年2月1日发布）

为加强中西医协同防治新型冠状病毒感染的肺炎（以下简称新冠肺炎），发挥云南中医药民族医药参与防治重大传染病的优势，云南中医药大学、云南省中医药学会组织成立了“云南省中医药学会防治新型冠状病毒感染肺炎中医药专家组”，参照国家卫生健康委员会、国家中医药管理局《新型冠状病毒感染的肺炎诊疗方案（试行第四版）》和云南省卫生健康委《云南省新型冠状病毒感染的肺炎中医药防治方案（试行）》，结合云南地处高原与春燥气候特点，特制定以下方案，为临床工作者和广大民众防控新型冠状病毒感染肺炎使用中成药提供参考。

一、新型冠状病毒感染肺炎的中医药治疗

新型冠状病毒肺炎以发热、乏力、干咳为主要表现，随着病情进展，部分患者可出现高热、胸闷喘促、神昏等表现。

基于目前的流行病学调查，其潜伏期一般为3～7天，最长不超过14天，以发热、乏力、干咳为主要临床表现，少数患者伴有鼻塞、流涕、腹泻等症状。部分轻症患者仅表现为低热、轻微乏力等，无肺炎表现，多在1周后恢复。重型病例多在1周后出现呼吸困难，严重者快速进展为急性呼吸窘迫综合征、脓毒症休克、难以纠正的代谢性酸中毒和出凝血功能障碍。重型、危重型患者病程中可表现为中低热，甚至无明显发热。

本病属于中医“疫病”范畴，根据病情、云南气候特点以及不同体质等情况，可参照以下方案合理选用中成药。

（一）医学观察期

临床表现为发热、乏力、干咳伴恶寒、胃肠不适、腹泻。

基本用药：藿香正气颗粒（或水、口服液、胶囊）或保济丸。

适应证：胸闷，呕吐泄泻，乏力，或伴脘腹胀痛，头痛身重。

功效：解表化湿，理气和中。

用法：藿香正气颗粒，温开水冲服，一次1袋，一日2次。保济丸，口服，一次1.85 ~ 3.7克，一日3次。若兼泄泻者可配合使用葛根芩连片，口服，一次3 ~ 4片，一日3次。

根据主要症状，从以下药物中选1 ~ 2种配合使用，具体疗程由主诊医生拟定。

1. 发热、乏力伴干咳者推荐的中成药

桑菊银翘散：辛凉透表，宣肺止咳，清热解毒。

用法：口服，一次1袋（10克），一日2次，儿童酌情减量。

适应证：发热恶寒，头痛咳嗽，咽喉肿痛。

其他常用中成药如下：

药名	功效	主要适应证	用法用量（成人）	备注
灵丹草颗粒	清热疏风，解毒利咽，止咳祛痰	用于咽喉肿痛及肺热咳嗽；急性咽炎、扁桃体炎、上呼吸道感染见上述证候者	开水冲服，一次3 ~ 6克，一日3 ~ 4次	
板蓝清热颗粒	清热解毒，利咽消肿	发热，咽喉肿痛，头痛，目赤	口服，一次1袋，一日3次；小儿酌减	
消炎退热颗粒	清热解毒，凉血消肿	发热，头痛、口干口渴、咽喉肿痛	口服，一次1袋，一日4次	
连花清瘟颗粒	清瘟解毒，宣肺泄热	发热，咽干咽痛，咳嗽，或伴乏力，肌肉酸痛，鼻塞流涕，头痛	口服，一次1袋，一日3次	可能会出现轻度腹泻
清肺化痰丸	降气化痰，止咳平喘	咳嗽，痰多气喘，痰涎壅盛，肺气不畅	口服，一次1袋，一日2次	
清肺抑火片	清肺止嗽，降火生津	咳嗽，痰涎壅盛，咽喉肿痛，大便干燥，小便赤黄	口服，一次4片，一日2次	可能会出现轻度腹泻
抗病毒口服液	清热祛湿，凉血解毒	咽喉肿痛，或伴乏力，咳吐黄痰	口服，一次10毫升，一日3次	

2. 发热、干咳、乏力伴恶寒者推荐的中成药

伤风停胶囊：发散风寒，化湿解表。

适应证：外感风寒，恶寒发热，头痛，鼻塞流清涕，肢体酸重，喉痒咳嗽，咳嗽痰清稀。

用法：口服，一次3粒，一日3次。

其他常用中成药如下：

药名	功效	主要适应证	用法用量（成人）	备注
小柴胡颗粒	解表散热，舒肝和胃	发热，乏力，寒热往来，胸胁苦满、食欲不振	口服，一次1～2袋，一日3次	
止咳丸	降气化痰，止咳平喘	咳嗽痰多，喘促胸闷，周身酸痛或久咳不止	口服，一次6丸，一日2次	儿童、孕妇不宜
通宣理肺片	解表散寒，宣肺止嗽	发热，咳嗽，鼻塞流涕，头痛，肢体酸痛无汗	口服，一次4片，一日2～3次	

3. 以其他症状（头痛，结膜炎，乏力）为主症，或无明显症状者，酌情选用桑菊银翘散、桑菊感冒片、小柴胡颗粒、藿香正气颗粒（或水、口服液、胶囊）等。

（二）临床治疗期

原则上以国家最新发布的《新型冠状病毒感染的肺炎诊疗方案》中的中医治疗方案为依据，结合云南省地域气候特点进行辨证论治。

1. 初期：疫毒犯肺

临床表现：发热，身热不退或往来寒热，咳嗽痰少，或有黄痰，咽痛，眼睛红赤，腹胀便秘。胸闷气促，咳嗽喘憋，动则气喘。舌质红，苔黄腻或黄燥，脉滑数。

推荐方药：桑菊饮、银翘散、小柴胡汤、升降散、藿香正气散。

推荐中成药：桑菊银翘散、小柴胡颗粒、消炎退热颗粒、抗感颗粒、连花清瘟颗粒、桑菊感冒片、银翘解毒片、蓝芩口服液等。建议同时服用藿香正气颗粒（或水、口服液、胶囊）。

2. 中期

（1）湿热蕴肺

临床表现：发热，热势较高或身热不扬，咽痛，咳嗽，或有黄稠痰，流黄稠涕，肢体酸痛，纳差，腹胀，大便干结，或大便粘滞不爽。舌红，苔黄或黄腻，脉滑数。

推荐方药：藿朴夏苓汤、三仁汤、甘露消毒丹、达原饮、蒿芩清胆汤、麻杏石甘汤等。

推荐中成药：清肺化痰丸、清肺抑火片、蒲地蓝消炎片、清开灵口服液、抗病毒口服液等。建议同时服用保济丸。

（2）寒湿郁肺

临床表现：恶寒较重，发热或无热，干咳，倦怠乏力，咽痛不重，胸闷，脘腹胀闷，或呕恶，肢体沉重乏力，纳差，大便稀溏。舌淡或淡红，苔厚腻白润，脉浮紧或弦滑。

推荐方药：藿香正气散、小青龙汤、荆防败毒散、五积散等。

推荐中成药：藿香正气颗粒（或水、口服液、胶囊）、止咳丸、通宣理肺片、五积丸、午时茶颗粒、荆防颗粒、九味羌活丸等。

3. 重症期：内闭外脱

（1）寒湿疫毒

临床表现：畏寒怕冷，发热，呼吸困难，动则起喘气促，呼吸窘迫，或需辅助通气，神昏郑声，语声低微，面色青黄，口唇紫暗，舌淡红或淡润，苔白厚腻，脉沉细欲绝。

推荐方药：四逆汤、参附汤、四逆汤合生脉散，合苏合香丸。

推荐中成药：参附注射液、生脉注射液、黄芪注射液等。

（2）湿热火毒

临床表现：高热，呼吸困难，动则起喘气促，呼吸窘迫，或需辅助通气，神昏谵语，躁扰不安，口气臭秽，汗出肢冷，口唇红绛，舌暗红如猪腰，苔厚腻微黄或苔黄腻，脉沉细欲绝。

推荐方药：生脉饮合安宫牛黄丸或紫雪丹、至宝丹。

推荐中成药：参附注射液、血必净注射液、醒脑静注射液、热毒宁注射液等。

（三）恢复期：肺脾气虚

临床表现：气短，倦怠乏力，纳差呕恶，汗出，纳差，腹胀，便溏不爽，舌淡胖，苔白腻，脉细弱。

推荐方药：玉屏风散、六君子汤、生脉散、补中益气汤等。

推荐中成药：参苓健脾胃颗粒、生脉饮口服液、玉屏风颗粒、屏风生脉胶囊等。

（四）注意事项

1. 识“湿”之寒热，除湿有别

病机上多夹杂湿邪，有寒湿、湿浊、湿热不同（亦可能是动态衍化），对以温化、芳化、清化之法，酌选藿香正气、麻杏苡甘汤、藿朴夏苓汤、三仁汤、达原饮、六一散等。

2. 宣肺透邪，前后分消，使邪出有路

湿邪困遏、湿遏热伏，浊毒壅滞，枢机不利、肺气郁闭，升降失司（重症可见苔腻如积粉），宜宣透、分消使邪有出路，可酌选宣白承气汤、升降散等。

3. 固护肺脾正气于始终

湿邪郁肺，化热壅遏肺气，肺失宣肃，损耗宗气（胸憋气促）。正邪交争，不忘扶正，酌用升陷汤、参苓白术散等。

4. 勿多服药、滥服药，中病即止

是药三分毒，无毒不成药，除预防药外无症状者不建议服药，并且使用中成药不要超过3种，注意中病即止，不要长期服用。

5. 云南省各中医医疗机构有临床运用多年疗效较好的医院制剂，可以辨证选用。

二、预防措施

1. 适合普通人群预防的茶饮方

藿香15克、金银花12克、防风12克、苍术10克、芦根15克、大青叶15

克、薏仁15克、贯众10克、生甘草10克 。

用法：一剂为1人3日量，加水煮沸后代茶饮。幼儿减量，孕妇慎用。

2. 其他预防保健参考使用中成药方案如下

症状	中成药	茶饮方
轻微咽痛、口干、咳嗽	桑菊银翘散、灵丹草颗粒、百解胶囊、小柴胡颗粒、银黄胶囊、蒲地蓝消炎片等	金银花10克、桑叶10克、板蓝根10克、芦根15克、甘草5克
食欲下降、大便粘滞、脘腹胀闷、嗳气	藿香正气颗粒（或水、口服液、胶囊）、保和丸、香砂平胃颗粒、保济丸、参苓健脾胃颗粒等	藿香10克、苍术10克、生薏苡仁15克、紫苏叶10克、芦根15克、甘草5克
心悸、气短乏力、食欲下降	玉屏风颗粒、屏风生脉胶囊、附子理中丸等	生黄芪15克、党参10克、白术10克、藿香10克、连翘10克、炙甘草5克

3. 推拿、艾灸保健

按揉或艾灸穴位，可选用神阙、关元、气海、中脘、足三里等，以增强免疫力。

4. 家庭用芳香辟秽法

生苍术20克、艾叶20克、广藿香20克、石菖蒲30克，加水2000毫升，泡至30分钟，煮开10分钟，熏蒸房间，放至适温，可外洗、泡脚用。

5. 食疗粥

百合20克、莲子15克、玉竹15克、生薏苡仁20克，大米适量，熬粥，可经常食用。具有滋阴润肺之效。

6. 生活调节

（1）心平气和，清心勿躁。按时作息，避免熬夜。

（2）清淡饮食，适当增加新鲜的蔬果。少食或忌食生冷、油炸、熏烤或辛辣、油腻之品。

（3）保持良好卫生习惯，勤洗手，戴口罩。出门回家者，进入室内后，洗手、洗脸，更换衣服。

（4）注意室内消毒，开窗通风，保持室内空气流通。

附录4　云南省新型冠状病毒肺炎中医药防治方案

（试行第三版）

（云南省卫生健康委员会、云南省中医药管理局2020年2月25日发布）

为进一步落实新型冠状病毒肺炎中西医协同协作机制，充分发挥中医药在防治新发突发传染病中的作用，根据国家卫生健康委、国家中医药管理局《新型冠状病毒肺炎诊疗方案（试行第六版）》《新型冠状病毒肺炎恢复期中医康复指导建议（试行）》等有关文件，结合云南实际，对《云南省新型冠状病毒感染的肺炎中医药防治方案（试行第二版）》进行了修订，形成《云南省新型冠状病毒肺炎中医药防治方案（试行第三版）》。

1 预防方案

1.1 辨体施防

人群普遍易感，根据中医“治未病—未病先防”及扶正防邪的理念，建议按照偏热体质、偏寒体质、偏湿体质和平和体质四大类进行辨体施防。

（1）偏热体质特征：容易咽痛，口干喜饮，喜凉饮，大便偏干，小便黄且量较少，睡眠不好，自我感觉容易上火，舌质红而干。

推荐处方：太子参15g、麦冬9g、南沙参9g、金银花9g、连翘9g、桔梗9g、甘草6g。

功效：益气生津，清火利咽。

用法：水煎服或取以上诸药1/3剂量泡水代茶饮，每日一剂，连用3天为宜。（注：儿童根据年龄、体重酌情减量，孕妇慎用）

（2）偏寒体质特征：怕冷，乏力，困倦，口不干，食用寒凉生冷食物易胃脘不适或大便溏泄，小便清且量较多，舌质淡。

推荐处方：黄芪15g、炒白术15g、防风9g、紫苏叶9g、桔梗9g、广藿香9g、炙甘草6g。

功效：补气固表，散寒化湿。

用法：水煎服，每日一剂，连用3天为宜。（注：儿童根据年龄、体重酌情减量，孕妇慎用）

（3）偏湿体质特征：皮肤油腻，易长痤疮，肥胖，大便稀溏，舌苔腻。

推荐处方：炒苍术10g、紫苏叶8g、豆蔻8g、黄芪12g、薏苡仁15g、樟木子6g（可用木香6g代）、野拔子8g（可用香薷8g代）、广藿香10g、炙甘草3g。

功效：健脾化湿，芳香避秽。

用法：水煎服，每日一剂，连用3天为宜。（注：儿童根据年龄、体重酌情减量，孕妇慎用）

（4）平和体质特征：此类人群饮食、二便、睡眠均正常，平时无不适，对疾病的抵抗能力较强。可不需服药预防，注意生活起居调摄。

1.2 其他防护措施及生活调摄

（1）虚邪贼风，避之有时：注意保暖，避免感受疫疠之气。避免到人群拥挤的地方，尽量远离人多且密闭的环境如超市、商场、生鲜市场等。咳嗽和打喷嚏时请用纸巾或屈肘遮掩口鼻，防止飞沫传播。

（2）起居有常，按时作息保证睡眠充足，居住环境清洁卫生、通风良好。

（3）均衡饮食，适度运动：饮食宜清淡而富有营养，忌食生冷，少吃辛辣、香燥食物；不吃未经检疫的食物，注意生食和熟食的刀具、菜板区分使用；适当参加体育锻炼，增强体质，可根据身体情况选择太极拳、八段锦、慢跑等运动。

（4）保持积极乐观心态：适当参加文体娱乐活动，乐观向上，保持良好心态，提高身体免疫力。面对新型冠状病毒肺炎不要过于恐慌，也不要掉以轻心，重视手卫生和日常防护，远离传染源是最好的预防。

（5）做好防护及时就诊：在疫情流行期间，两周内到过疫区或者与新型冠状病毒肺炎确诊患者有密切接触史并出现发热、咳嗽等症状的患

者，或者有任何严重不适症状的患者，要在任何场合佩戴口罩，及时到医疗机构发热门诊就诊

（6）芳香净化：使用芳香类中药辟秽化浊，净化空气环境。可采用苍术、广藿香、艾叶、石菖蒲等适量制成香囊佩戴净化口、鼻小环境空气。（注：过敏体质者慎用）

2 治疗方案

云南省各地区可根据病情、当地气候特点以及不同体质等情况，参照下列方案进行辨证论治。

本病属于中医疫病范畴，病因为感受具有湿邪性质的疫戾之气，病位在肺累脾，基本病机特点为“湿、热、毒、瘀”。

2.1 医学观察期

临床表现1：发热，乏力，干咳伴恶寒，胃肠不适，腹泻等消化道症状。

推荐处方：野拔子10g（可用香薷10g代）、广藿香10g、樟木子10g（可用木香10g代）、蜘蛛香10g、白芷10g、陈皮10g、法半夏10g、厚朴10g、苍术10g、茯苓15g、紫苏叶10g、大腹皮10g、神曲15g。

推荐中成药：参照国家诊疗方案。

临床表现2：发热，乏力，干咳，咽痛，浓涕等上呼吸道症状。

推荐处方：金荞麦30g、金银花10g、连翘10g、防风10g、麻黄10g、黄芩10g、苦杏仁10g、桔梗10g、南沙参15g、野拔子10g（可用香薷10g代）、广藿香10g、厚朴10g。

推荐中成药：参照国家诊疗方案。

2.2 临床治疗期

2.2.1 轻型

临床表现：临床症状轻微，影像学未见肺炎表现。

推荐处方：黄芪15g、炒白术12g、防风12g、北沙参15g、麦冬12g、灵芝12g、桔梗12g、连翘12g、紫苏叶12g、野拔子10g（可用香薷10g代）、广藿香10g、金银花12g、甘草9g。

2.2.2 普通型

（1）湿毒郁肺证临床表现：发热或无发热，咳嗽，乏力，口渴，呕恶，纳呆，便溏，舌淡，胖大边有齿痕，苔腻。

推荐处方：滇治1号方。黄芪30g、防风15g、苍术15g、南沙参20g、青蒿10g、黄芩10g、蜘蛛香10g、紫苏叶15g、广藿香10g、豆蔻10g、甘草10g。

（2）湿热蕴肺证临床表现：发热或无发热，咳嗽，或有黄痰或白稠痰，伴有便溏等消化道症状者，舌淡红，苔白腻或黄腻，脉滑数。

推荐处方：滇治2号方。金银花15g、金荞麦30g、滇柴胡15～30g、连翘15g、芦根15g、黄芩15g、青蒿15g、野拔子15g（可用香薷15g代）、广藿香10g、蜘蛛香10g、苍术10g、草果10g、甘草6g。

2.2.3 重型

（1）疫毒闭肺证临床表现：发热，乏力，咳嗽，或有黄痰，胸闷，气促，舌质红或暗，苔黄，脉数。

推荐处方：滇治3号方。金荞麦30g、蜘蛛香10g、滇柴胡15～30g、桑叶20g、连翘冲15g、浙贝母15g、玄参10g、麦冬30g、桔梗10g、金银花15g、山豆根10g、射干10g、野拔子10g（可用香薷10g代）、广藿香10g、青蒿15g、甘草10g。

（2）肺气欲衰证临床表现：胸闷，气短，动辄喘息，伴痰多，舌质紫暗，苔厚腻或燥，脉浮大无根。

推荐处方：麻黄10g、细辛10g、黑顺片30g（先煎）、干姜15g、苍术15g、厚朴15g、草果10g、黄芩15g、薏苡仁30g、赤芍15g、桑白皮15g、藿香20g、丹参20g。

腹胀便秘者加生大黄6～10g、滑石20g（包煎）；痰浊壅盛喘甚者加葶苈子30g；痰热壅盛者去细辛、杏仁，加石膏30g、姜南星15g，麻黄减量至5～6g。

推荐中成药：参照国家诊疗方案。

2.2.4 危重型（内闭外脱证）

临床表现：症见神昏，烦躁，汗出肢冷，呼吸气弱或喘憋（需要辅助通气），舌质紫暗，苔厚腻或燥，脉浮大无根或脉微欲绝。

推荐处方：人参30g、黑顺片30g（先煎）、肉桂6g、干姜15g、山茱萸30g、五味子6g、白术15g、茯苓15g、丹参20g、炙甘草15g，煎汤送服苏合香丸或安宫牛黄丸或至宝丹。

推荐中成药：参照国家诊疗方案。

2.3 恢复期

2.3.1中药推荐

（1）肺脾气虚证（余热未清）临床表现：症见发热已退，乏力，微咳、咽干等，舌红少津，苔黄，脉细。

推荐处方：黄芪40g、南沙参20g、荆芥15g、连翘15g、桔梗20g、滇金银花15g、防风15g、白术15g、甘草10g。

（2）气阴两虚证临床表现：症见发热已退，面色萎黄、倦怠乏力、咽干口燥、汗多心悸、舌淡苔薄、脉虚细。

推荐处方：党参30g、当归10g、熟地黄12g、麦冬15g、五味子3g、白芍15g、川芎6g。

（3）脾虚肝旺证临床表现：症见发热已退，气短，乏力，纳呆，便溏，情绪焦躁，舌淡苔薄，脉细弦。

推荐处方：滇柴胡10g、白芍10g、太子参30g、茯苓15g、白术15g、陈皮10g、半夏15g、神曲15g、丹参15g、甘草6g。

2.3.2中医适宜技术、膳食指导、情志疗法、传统功法等的使用参照国家《新型冠状病毒肺炎恢复期中医康复指导建议（试行）》。

附：为满足疫情期间医疗机构制剂的应急使用，在省中医药管理局总结前期中医临床诊疗经验的基础上，经省药品监督管理局审批，推荐以下10个院内制剂可以在云南省定点医疗救治医院直接调剂使用。各定点医疗救治医院根据辨证论治，选择使用。

10个院内制剂：健体抗疫合剂、气阴双补养血合剂、清瘟解热合剂、贯防合剂、七龙天胶囊、金香清瘟合剂、黄芪扶正解毒合剂、香芩解热颗粒、清肺解毒胶囊、化疫解毒合剂。

附录5　云南省新冠病毒感染者用药目录

（试行第一版）

（云南省卫生健康委员会2022年12月16日发布）

为进一步科学、规范做好新冠病毒肺炎防治工作，加强合理用药指导，根据国家卫生健康委、国家中医药管理局《新型冠状病毒肺炎诊疗方案（试行第九版）》《新冠病毒感染者居家治疗指南》等文件要求，结合我省医疗救治实际情况和气候特点，省卫生健康委组织药学、中医相关专家论证制定了《云南省新冠病毒感染者用药目录（试行第一版）》，现推荐给社会公众。

此版用药目录按照中西药分开的原则，针对发热、咽痛等7类中医诊断症状推荐78个中药品种和9个医疗机构中药制剂；针对发热、咳嗽咳痰等4类临床症状推荐41个西药品种。119个中西药产品中有很多非处方药（OTC），除医院外，患者可根据自身症状需求，从零售药店、电商平台等多种渠道获得，根据药品说明书合理使用；9个医疗机构中药制剂可到相应医院开取，遵医嘱使用。

云南省新冠病毒感染者用药目录（中药部分试行第一版）

序号	症状	药品名称
1	发热，咽痛，全身痛、口干渴、舌红苔黄为主	连花清瘟颗粒/胶囊
2		金花清感颗粒
3		小柴胡颗粒
4		银翘解毒丸/颗粒
5		桑菊感冒片
6		清肺排毒颗粒
7		疏风解毒颗粒/胶囊

续表

序号	症状	药品名称
8	发热，咽痛，全身痛、口干渴、舌红苔黄为主	化湿败毒颗粒
9		宣肺败毒颗粒
10		桑菊银翘散
11		灵丹草颗粒/胶囊
12		羚羊感冒胶囊/片
13		复方金银花颗粒/口服液
14		抗病毒口服液
15		板蓝清热颗粒
16		板蓝根颗粒
17		金莲清热颗粒
18		热炎宁合剂
19		风热感冒颗粒
20		清开灵颗粒/口服液
21		双黄连口服液/颗粒
22		维C银翘片
23		芩香清解口服液
24		小儿风热清口服液
25		小儿豉翘清热颗粒
26		抗感颗粒
27		金叶败毒颗粒
28	怕冷、发热、全身痛、流清涕为主，可伴有咽痛，舌淡苔白为主	感冒清热颗粒/胶囊
29		荆防颗粒
30		正柴胡饮颗粒
31		通宣理肺丸/口服液
32		感冒疏风片/颗粒/丸
33		风寒感冒颗粒
34		伤风停胶囊
35		九味羌活丸
36		四季感冒片
37		参苏感冒片/胶囊
38		感冒软胶囊
39		散风通窍滴丸
40		开喉剑喷雾剂（儿童型）
41		小儿柴桂退热颗粒/口服液

续表

序号	症状	药品名称
42	咽痛、发热，舌红苔黄为主	蒲地蓝消炎片/口服液
43		蓝芩颗粒/口服液
44		银黄滴丸/胶囊
45		六神丸/六灵解毒丸/六灵丸
46		消炎退热颗粒
47		牛黄解毒片
48		玄麦甘桔颗粒
49		清咽滴丸/片
50		喉咽清颗粒/口服液
51		西瓜霜润喉片
52		栀子金花丸
53		金嗓子喉片
54	咳嗽，黄痰，舌苔黄为主	清肺抑火片/胶囊
55		橘红丸
56		抗病毒口服液
57		灯台叶片/颗粒
58		复方枇杷止咳颗粒
59		蜜炼川贝枇杷膏
60		清肺化痰丸
61		羚羊清肺丸
62		养阴清肺丸/口服液（干咳为主）
63		九味竺黄散
64		小儿肺热咳喘口服液/颗粒
65		小儿咳喘灵口服液
66		小儿咳喘颗粒
67		清宣止咳颗粒
68		感冒止咳颗粒
69		连花清咳片
70		蛇胆川贝液
71		止咳丸
72		射麻口服液
73		宣肺止嗽合剂
74	恶心、呕吐、腹泻	藿香正气胶囊/口服液
75		加味藿香正气丸

续表

序号	症状	药品名称
76	高热	热毒清片
77		羚羊角散
78	便秘便干	防风通圣丸/颗粒
79	医院中药制剂	**云南省中医医院：**截疫合剂、清瘟化湿合剂、健体抗疫合剂、清瘟解热合剂、气阴双补养血合剂、贯防合剂、香芩解热颗粒（儿童型） **云南省中西医结合医院：**喉咽清合剂（原抗咽炎合剂） **昆明市中医医院：**七龙天胶囊